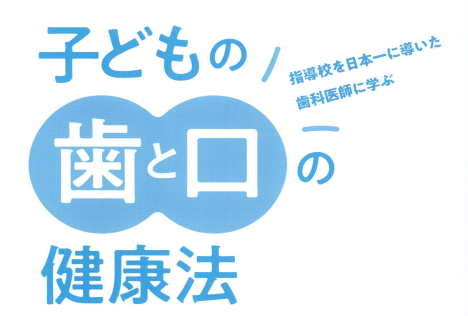

指導校を日本一に導いた
歯科医師に学ぶ

子どもの歯と口の健康法

日本矯正歯科学会認定医・歯学博士
江口康久万 著

ミネルヴァ書房

●●● は じ め に ●●●

　私が最初に声を大にして言いたいのは，皆さんが考えているよりも，日本の「歯」を取り巻く環境が危機的状況にあるということです。

　本書を書くのにあたり，どうしてもお伝えしたいことが三つあります。一つ目は，子どもをむし歯から守る指導について十分に伝わっていないということ，二つ目は今回のコロナ禍において学校などで行われていた歯みがきや指導ができなくなった時期があったことと，それに伴って生活習慣への行動変容が起きていること，そして三つ目は歯科医師が減少してきたことで，予防活動なども今までのようにいかなくなりつつある危機的状況についてです。

　まず，子どもをむし歯から守る指導についてです。

　私が平成の初めに小学校の学校歯科医になってショックを受けたのが，学校での検診で子どもたちのむし歯の現実を目にしたときでした。まだ低学年の子どもたちの生えたばかりの第一大臼歯（6歳頃に奥に生えてくる永久歯のこと。本書では「6歳臼歯」と呼ぶことにします）がことごとくむし歯になっていたのです。

　神経までむし歯が達しているため，神経を取らなければいけない子や，中には歯の根っこまで達する穴が開いていて，この時点でもう歯を抜かなければならない子どもがいました。

　新しく生えてきた永久歯は本来，透き通ったきれいな色をしているのですが，それがかわいい子どもたちの口の奥で黒や焦げ茶色に変色して腐食している姿を見るのはとても悲しいことでした。

　しかも，毎年毎年，なぜか突出してむし歯になっているのが6歳臼歯です。不思議に思った私は，横浜市の他校の協力を取り付けてデータを解析したところ，このタイプのむし歯は私が担当していた小学校の子どもだけに特別に発生しているものではなく，どの学校の子どもたちにも発生していることも確認で

i

きました。

　当時はまだ理由が分かりませんでした。しかも，本来はみがきやすいと思われていた利き腕とは反対の左側にみがき残しが多かったことも理解できず，謎が深まるばかりでした。

　むし歯ができる理由を考えると，生えてきた6歳臼歯のところにプラーク（歯垢。粘着性の細菌の固まり）がたまり，そこが歯みがきではきれいに取り除けていないという状況証拠が積み重なります。

　後に分かることですが，歯科大学で習ったプラークのたまりやすい場所と，成長過程にある子どもたちのプラークのたまりやすい場所は少し違っていたのです。そもそも，6歳臼歯にむし歯が多いことなど，歯科の教科書にも載っていません。

　この謎の解明については本文で触れますが，ここで申し上げておきたいのは，フランスの教育者ジャン゠ジャック・ルソーの言葉，
　「子どもは小さい大人ではない」
に尽きるのです。

　体のつくりや能力の発達が十分ではない子どもに大人と同じような歯みがきをさせてもうまくみがけないことに私は気がつきました。

　子どもに対して大人の視点で歯みがき指導することはまったくのナンセンスで，こうしたことが十分理解されずに今まで進んできた事実に私は二度目のショックを受けたのです。

　「もっと早く気がついていれば，もっと多くの子どものむし歯を早期に減らすことができたのに……」

　そうした贖罪にも似た気持ちが，私の活動の原点であり，原動力となっています。

　学校歯科医や養護教諭によっては，給食後の歯みがきを熱心に指導なさっている方々は以前からもいらっしゃいました。そのおかげで歯みがき習慣が定着して，むし歯の数は確実に減ってきたのは事実です。

　ただし，多くの場合，1年生から6年生まで一律に「1日3回3分みがきま

はじめに

しょう」というような指導が中心でした。昭和の時代であれば効果が得られたと思いますが，現状にそぐわない，子どもの発達を理解していない指導だと思います。

小学校には，まだ一人ではきちんとできないような1年生もいれば中学生のようにしっかりした6年生もいます。1年生から6年生まで一律に指導するやり方だと，それぞれの子どもの成長や歯の生え替わり，さらには歯みがきに必要な目や手の能力といったものが考慮されていません。もともとむし歯の少ないみがきやすい場所にある歯のむし歯は激減しましたが，みがきにくいところのむし歯はなかなか減少していないのが現実です。

結局，全体に見るとむし歯は減っていても，一番大切な歯＝6歳臼歯のむし歯は今も一番多いのが現状なのです。

次に，子どもたちの歯に迫る二つ目の危機ですが，コロナ禍において学校などで行われていた歯みがき指導や歯みがきそのものができなくなっていることと，それに伴って生活習慣の行動変容が起きていることです。

新型コロナウイルス感染症の流行により，子どもたちは家庭で過ごす時間が長くなりました。そのため，ご家庭での食事や間食の回数が増えたのですが，各家庭において歯の健康への関心の高さには温度差があります。

毎食後，歯みがきをしっかりと指導する熱心な保護者の方もいらっしゃれば，まったく無関心の方もいらっしゃいます。歯みがきをさせたくても，共働きなどで目が行き届かないこともあるでしょう。コロナ禍によって，歯みがきを十分にしていない子どもたちが増えたためにむし歯や歯周病も増えています。

こうしたことから，今の子どもたちに起きていることは，むし歯がまったくない子と，むし歯が増えてしまった子の二極化現象です。

さらに，新型コロナウイルス感染症の流行によって，歯科医院への通院を控える家庭が増えたことも影響しています。そのため，むし歯の早期治療がされずに，むし歯が進行してしまうケースも増えました。

一度やめてしまった習慣を再び習慣付けすることは簡単ではありません。大人でも難しいのに，子どもには相当難度が高いでしょう。コロナ禍において歯

みがき習慣から離れてしまった子どもが増えていますから，大人である私たち学校歯科医や保護者が何とかしなくてはいけません。

　そして，三つ目の危機的状況は，歯科医師が減少してきたことで，今後，むし歯の予防活動などが消極的になる可能性があることです。

　現在，歯科医院の数はコンビニより多いですから，歯科医師はあり余っているかのように思われていますが，決してそうではありません。昭和の時代から現在まで歯科界を支えてきた，歯科医師の一番多い年齢層が高齢化し，リタイアし始めていることで，経験のある歯科医師の数は目に見えて減っています。

　新型コロナウイルス感染症の流行で経営が苦しくなって，廃業を選ぶ歯科医師も少なくなかったのですが，現在の紙の健康保険証が2024年12月に完全撤廃されて「マイナ保険証」へ移行されるのを機に引退を決めたベテラン歯科医師も増えてきました。アナログ世代の歯科医師にとって，マイナ保険証に対応する電子カルテシステムやICカードリーダーを導入するコストや手間は，想像以上にハードルが高かったようで，2024年は歯科診療所の廃止は過去最高となっています。

　ちなみに，厚生労働省の「医療施設（静態・動態）調査」によれば，2019（令和元）年10月から2020（令和2）年9月の1年間で1,714軒の歯科診療所が廃止，477軒が休止，2020（令和2）年10月〜2021（令和3）年9月では1,252軒が廃止，145軒が休止しています。2019年頃から開設より廃止が上回ってきています。こうしたことからも，熟練の歯科医師を失うことは大きな社会的な損失になると，私は危惧しています。

　自分自身を考えてみても，歯科医師というのは歯科医師になってから勉強することが非常に多い職業です。若い歯科医師を否定するつもりはありませんが，6年間国家試験のために勉強して，卒業後1年間の臨床実習だけでは，とてもベテランの歯科医師の知識や技術にはかないません。

　また，歯科医師の世界は長らく男性社会だったのが，女性が半数以上を占める世代がこれを支えるようになってきています。それ自体は素晴らしいことですが，残念ながら女性歯科医師は40歳になると7割の人が診療を行わなくなっ

はじめに

てしまいます。そのため，今後歯科医師の数がさらに急激に減少することが見込まれているのです。

どうか，読者の皆さんには日本の「歯」を取り巻く環境が想像以上に危機的な状況にあることを知っていていただければと思います。

さて，本書のタイトルには「指導校を日本一に導いた歯科医師」と付けられていますので，ここで私自身のことも少し紹介しておきましょう。

私は，神奈川県横浜市旭区二俣川で歯科診療所を開設していますが，同時に横浜市立中尾小学校の学校歯科医を務めています。

私が学校歯科医に就任したのは35年前，1989（平成元）年のことでした。当時の中尾小学校は6年生の1人当たりのむし歯経験歯数は約4本と，当時の横浜市の平均を上回る悪い状態でした。それは，現在のむし歯の数の20倍の数値（2016年，11歳児のむし歯の数は全国平均0.3本）に相当します。

それから私は養護教諭の先生方と協力して「むし歯ゼロ」に取り組み，2017年には6年生のむし歯の数は1人当たり0.08本と過去最低値を記録し，全国平均の3割にまで減らすことができています。

2014年には「全日本学校歯科保健優良校表彰」小学生の部で「文部科学大臣賞」を受賞することができました。

さらに，2018年には「日本歯科医師会会長賞」を受賞し，日本の学校歯科保健における金メダルと銀メダルを受賞したことになります。

もちろん，これは私一人の力でできたものではありません。一緒に取り組んでいただいた養護教諭の先生方や歴代の校長先生，そして保護者の方々，地域の方々のご理解があってのことです。

日本一の文部科学大臣賞受賞という結果が出たことで，私は「指導校を日本一に導いた歯科医師」として多くのマスコミでも取り上げてもらう機会が増えました。この記事がインターネットのニュースに載ると，あっという間に1位になり，その時にいただいたコメントは今でも忘れられないものばかりでした。その中でも多かったのは，「江口先生の指導している学校に行けたらよかった」「近くに住んでいればよかった」というもので，もし私の指導していることが

v

皆さんのお役に立つようであればというのがきっかけで本を出すようになったのです。

　本書では，むし歯のでき方の解説をはじめ，指導校を日本一に導いた経緯を振り返ることで，子どもをむし歯から守るための正しい歯のみがき方「子どもにｅみがき方」や適切な指導法を紹介します。さらに，近年深刻になってきている，口腔機能に伴う疾患などについてもお伝えします。

　体の健康は，「歯」を含めた「口」から始まるといっても過言ではありません。特に永久歯は，一度失ってしまうと二度と生えてこないかけがえのないものです。

　「人生100年時代」に突入した現在，いつまでも健康でいるために歯と口の働きの重要性を再確認していただいて，ぜひ「歯」を大切にしていってほしいと願っています。

　本書が一人でも多くの保護者の方，指導者の方の目に触れ，多くの子どもたちが健康で豊かな生活ができるようになるのであれば，それ以上の幸せはありません。

　2024年10月

江口康久万

指導校を日本一に導いた歯科医師に学ぶ

子どもの歯と口の健康法

目　次

はじめに

● 第Ⅰ部　子どもの歯の健康はあなどれない ●

第1章　むし歯のこと，ちゃんと理解していますか？………………… 2

1．むし歯はどうやって作られているか　2

1　むし歯になってしまう仕組み，ご存じですか？　2

2　永久歯は乳歯よりむし歯になりにくいって本当？　4

3　口の中は1日に何回も強い酸性にさらされている　6

4　歯みがきしていても，むし歯になる理由　9

2．知っていてほしい糖のいろいろについて　10

1　むし歯になりやすい糖と，なりにくい糖がある　10

2　むし歯を作りやすい食べ物の見分け方　12

3．6歳臼歯が歯の王様と言われる理由　14

1　生きていく上で一番大切な6歳臼歯　14

2　歯は6歳臼歯を基準に並んでいく　16

4．小学校での歯科指導の始まり　17

1　むし歯が減ったことで，逆に歯への関心も減った　17

2　歯科医師の常識として，考えられない場所にむし歯が　18

3　6歳臼歯のど真ん中になぜむし歯ができるのか？　21

5．6歳臼歯の謎を解く，6歳むし歯とは？　23

1　多くのデータから明らかになった子どものむし歯の傾向　23

2　左右の歯では左側にむし歯が多い謎　24

3　上下でもむし歯になりやすさには違いがあった！　26

4　下顎の6歳臼歯に一番むし歯が多い理由　28

5　下顎の6歳臼歯が最初に抜けてしまう原因　30

6　奥歯が折れたり割れたりして抜ける謎　32

7　永久歯を失う理由は実は幼少期のむし歯が原因　34

8　ミスリードされてきた歯の抜ける原因　36

9　40代にして6歳臼歯が抜ける理由　37

10　データでも確かめられた6歳臼歯のむし歯と喪失の謎　39

目　次

6．歯を大切にしないと歯だけでなく命まで失うことに　41

　　1　自分の歯で一生過ごすためには二つのむし歯に注意　41

　　2　むし歯が原因で死ぬこともある　43

　＜コラム①＞健康を考えると徳川家は15代で終わってよかった？　45

第2章　能力に合わせた指導でむし歯から子どもたちを守る………47

1．小さな大人ではない子どもの歯みがき　47

　　1　歯みがき時間は3分でいいの？　その根拠は？　47

　　2　大人と子どもでは歯みがきしにくい場所が違った！　48

　　3　子どもたちのアンケートで分かった歯みがきができない理由　50

　　4　子どもにとって1〜2歳の差はとてつもなく大きい　52

　　5　体の発達の途上で大人のような歯みがきができない　53

　　6　子どもに大人のマネをさせても歯はきれいにならない　55

2．子どもの成長発育を知る　56

　　1　大人には簡単でも子どもには難しい空間認識　56

　　2　子どもの体は一律に成長しないことをスキャモンの発育曲線から学ぶ　56

　　3　同じ年でも成長に差が出るのは当然　59

3．幼少期の歯みがきが脳を刺激する　62

　　1　歯みがきが子どもの知能を発達させる理由　62

　　2　目と手の協応と非対称性緊張性頸反射との関係　64

　　3　歯みがきの動作を始めたばかりの子どもはどうとらえているか　65

　　4　子どもたちの描いた絵が教えてくれたこと　65

　　5　生活が便利になって手先が不器用に　67

4．子どもの成長に合わせた歯みがき指導法「子どもにeみがき方」　69

　　1　子どもみがきをしている低学年におススメの「子どもにeみがき方」　69

　　2　歯みがき指導をする際のみがき方と歯ブラシの注意点　71

　　3　普通の歯ブラシとワンタフト歯ブラシの使い分け　71

　　4　「フッ素入り歯磨剤」でむし歯が減ってきた？　73

　　5　むし歯予防に「フッ素」は必須なのか？　74

　＜コラム②＞人が高度な進化を遂げた理由は「咀嚼」にあった！　77

ix

● **第Ⅱ部 近年子どもに見られる疾患と口腔機能について** ●

第3章　近年，子どもにも見られる心配な疾患 ……………………… 82

1．歯牙酸蝕症　82

1　食生活の変化によって歯が溶けている人が増加　82

2　酸から歯や歯周組織を守るために唾液が出てくる　84

3　想像よりもスポーツドリンクには糖分がいっぱい　86

2．歯周病　87

1　「歯周病」とはどのような病気なのか？　87

2　歯に付くプラークが諸悪の根源　89

3　歯周病が重症化すると全身に影響して死にも至る　91

3．睡眠時無呼吸症候群　93

1　最近増えてきた睡眠時無呼吸症候群に注意　93

2　睡眠時無呼吸症候群で子どもの成長に影響が　94

3　ひどい睡眠時無呼吸症候群だった私は，手術で楽に　95

4　睡眠時無呼吸症候群の対処法について　96

4．低ホスファターゼ症　98

＜コラム③＞みんなが輝く学校づくりが奇跡を起こす　100

第4章　口腔機能の大切さについて ……………………………………… 102

1．口腔機能と健康　102

1　口腔機能の正しい習得は将来の健康に大きく関わる　102

2　むし歯は減ったが，口腔機能の発達不全が増えている　104

2．歯並びと舌の機能　106

1　将来の歯並び，体の健康に大きく関わる離乳食時の成長　106

2　歯並びの悪さは舌の機能異常が原因の一つだった　107

3　舌の機能異常が引き起こす「お口ぽかん」　109

3．口呼吸と健康　111

1　ウイルス感染症も招いてしまう「口呼吸」　111

2　学習能力に影響を及ぼす口呼吸　112

目　次

　4．唾液の成分が健康を守る　113

　5．健康のために日頃から気をつけたいこと　115

　　　1　子どもたちには注意してほしい悪い習慣　115

　　　2　今注目されている「オーラルフレイル」とは？　118

　＜コラム④＞お口に問題あり⁉　ハプスブルク家の悲劇とは　120

● 第Ⅲ部　コロナ禍を経験した子どもたちに今，伝えたいこと ●

第5章　子どもにとってのマスクの問題 126

　1．マスク着用を問う　126

　　　1　新型コロナウイルスに対して，マスクは有用か　126

　　　2　マスクをつけるかどうかは子ども任せにしない　129

　2．マスク着用の問題点　130

　　　1　マスクの長時間使用は「口呼吸」を招く　130

　　　2　なぜマスクは海外で不評なのか？　マスクの弊害とは　131

　＜コラム⑤＞もともと学校好きだった私をやる気にさせてくれた先生方に感謝　134

第6章　ワクチンも大切だけど免疫を高める方法を知ろう 136

　1．改めて新型コロナウイルス感染症の予防策を確認しよう　136

　　　1　免疫力を上げる大事な生活習慣と食　136

　　　2　舌をみがくと免疫力が上がる　138

　　　3　うがいをするなら水道水で十分　140

　　　4　口腔機能を高められる「うがい」の仕方　140

　　　5　ブクブクうがいで口腔機能を改善し不正咬合を予防　142

　2．歯みがきでできる予防はむし歯や歯周病だけではない　143

　　　1　歯みがきはインフルエンザ感染防止になる　143

　　　2　ウイルス感染より口の細菌が起こす肺炎が危ない　144

　　　3　歯みがきの有効性をもっと知ってほしい　145

　＜コラム⑥＞高校での奇跡体験から「できないことなど何もない」と伝えたい　148

xi

第7章 子どもの外傷を未然に防ぐ……………………………………… 152

1．乳幼児に多い歯みがき中に起きる事故 152

1 コロナ禍での子どもの救急搬送が増えた 152

2 乳幼児は思いがけない行動をしてケガをする 154

3 歯みがき中に起きる痛ましい事故の例 154

2．いざという時の対処法 157

1 子どもが転んでケガをしてしまったときの対処法 157

2 外傷で歯が折れたり抜けたりしたときの対処法 158

3 折れたり抜けたりした歯の保存法 159

4 子どもたちを外傷から守るために 160

＜コラム⑦＞歯科を取り巻く環境の変化 163

おわりに──これからを生きる子どもたちのために 167

索　　引 173

第Ⅰ部

・・・・・・・・・・・・・・・・・・・・・・・・

子どもの歯の健康はあなどれない

第1章
むし歯のこと，ちゃんと理解していますか？

むし歯について，常識だと思っていることが間違っていたり，実はまったく根拠がなかったりすることがあります。また，大人と子どもとでは状況が異なるのにもかかわらず，大人を基準とした指導が子どもにされているケースがあります。

近頃，むし歯は少なくなったから安心している人も多いかもしれませんが，将来的に大きな問題をはらんでいることを知っていただきたいと思います。

1．むし歯はどうやって作られているか

1 むし歯になってしまう仕組み，ご存じですか？

「むし歯」というと，角が生えた悪魔のような風体の"むし歯菌"が三又のヤリで歯をガリガリと削っているようなそんなイメージが頭に浮かぶ方もいることでしょう。しかし，もちろん口の中でそのようなことは起こっていません。

むし歯は，人類が穀類や果物など糖分を多く含む食べ物と出会ったときから大きな悩みであり続けてきました。では，どのようにして憎きむし歯ができるのか，その仕組みはご存知でしょうか。

もしかしたら，糖分そのものが口の中で歯を溶かしていると思っている方もいるかもしれませんが，そうではありません。

実は，口の中にはいろいろな細菌がたくさん存在しています。口の中には常に約1,000種類，約100兆個の細菌がいるといいますから，最近，ダイエットや免疫の面で注目されている腸内細菌とほとんど変わらないレベルです。これらの細菌は口腔内環境に適応して生息していて，歯や舌，粘膜などに棲みついています。

しかし，たくさんの細菌がいるからといって，口腔内のすべての細菌が悪い
わけではありません。中には歯の表面を保護する細菌や，食べ物の分解を助け
る細菌も存在しています。

その中で問題となるのが「ミュータンス菌」，いわゆる“むし歯菌（う蝕原因
菌）”です。

私たちが何かを食べると，歯の溝や歯と歯の間に食べカスが残ってしまいま
す。歯みがきをせずに放っておくと，食べカスの中で細菌が増殖して，粘着性
を持ったプラーク（歯垢）となります。

通常であればプラークは歯みがきで落とすことができますが，落とし切れな
かったプラークの中で繁殖するのがミュータンス菌です。

ミュータンス菌の名は一度は耳にしたことがあると思いますが，この菌の大
好物がブドウ糖や砂糖といった糖類です。ミュータンス菌はプラークの中に生
息していて，好物の糖を食べると，それを栄養として分解する中で酸を産生し
ます。

この酸が大問題です。それによって歯の表面のエナメル質が溶けていき，歯
の中のカルシウム分が溶け出すのです。このように，歯のカルシウム分が溶け
出すことを，私たち歯科医師は「脱灰」と呼んでいます。

この脱灰によって，健全な歯が白く濁ったり，茶褐色になったり，白斑がで
きたりすることがあります。

ただし，この時点ではまだ見た目には歯に穴は開いていなくて，歯の表面の
色が変化しているだけです。こうした兆候のある初期のむし歯を「CO（要観察
歯）」といいます。

この状態では歯は変色して見えるだけで，歯そのものが変色しているわけで
はありません。歯の表面を覆うエナメル質の結晶から水分が抜けて変形してし
まい，光の屈折の関係で色が変わったように見えてしまうのです。さらに，こ
の段階でそこに傷が付いたりすると，色素が入り込んで沈着してしまうことも
あります。

さらにそこから脱灰が進行すると，ついには歯に穴が開いてしまいます。こ

第Ⅰ部　子どもの歯の健康はあなどれない

れがいわゆるむし歯，「C（う蝕）」です。こうした仕組みを考えると，むし歯も一種の細菌感染症ということが分かります。

　とはいえ，脱灰が進み CO の状態になったからといって，その後は必ず C になるというわけではありません。実は CO の白濁，変色の段階であれば，まだ健全な歯に戻ることは可能なのです。

　しかし，一度歯に穴が開いてしまうところまで進行すると，元に戻ることはありません。

2　永久歯は乳歯よりむし歯になりにくいって本当？

　「子どもの歯は弱いからよくみがきましょう」

　「子どもの歯はむし歯になりやすいからフッ素を塗りましょう」

　このようなことを言われたり，聞いたりしたことはありませんか？　確かに，大人の歯（永久歯）は子どもの歯（乳歯）よりは強いイメージがあります。しかし，必ずしもそうとはいえないのです。

　イメージの通り，子どもの歯は歯の表面を保護しているエナメル質が薄いことからむし歯になりやすいのは事実です。しかしながら，大人の歯に生え替わったらもう安心かといったら，それは間違いです。エナメル質の厚みを見ると乳歯のほうが薄いので，一旦穴が開くと進行は早いかもしれませんが，右側下顎の 6 歳臼歯（6）の前にある第二乳臼歯（E）が抜けた時，第二乳臼歯と 6 歳臼歯との間にむし歯ができてることがよくあります。3，4 年前から生えていた第二乳臼歯の方にはむし歯がないのに，つい最近生えた 6 歳臼歯の方にだけむし歯があることもよくあります（図1-1）。

　実は歯のエナメル質（図1-2）は，生え始めたときと，時間が経ってからでは構成している物質が変化していくので，必ずしも永久歯のほうが乳歯よりもむし歯になりにくいとはいえないのです。

　歯のエナメル質の主成分は「ハイドロキシアパタイト」という物質で，生え始めたときはほぼハイドロキシアパタイトでできています。ハイドロキシアパタイトは酸に弱いので，プラークや歯石の中の菌が産出する酸によって溶けて

4

第1章　むし歯のこと，ちゃんと理解していますか？

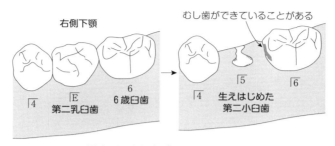

図1-1　むし歯ができやすいところ
出所：筆者作成。

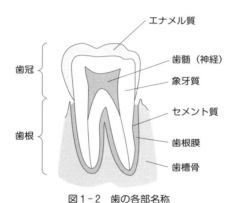

図1-2　歯の各部名称
出所：筆者作成。

しまう恐れがあります。

　しかし，ハイドロキシアパタイトは時間の経過とともに唾液中の「フッ素」を吸着することによって，酸に強い「フルオロアパタイト」という物質に変わっていきます。

　つまり，永久歯も生えたばかりではむし歯になりやすいのは乳歯と同じで，時間が経つにつれてむし歯になりにくい物質に変化していくのです。

　萌出（歯が生えてくること）直後の子どもの歯というのは，ハイドロキシアパタイトそのものの歯で，ザラザラした感じがします。焼き物でいうと，釉薬（うわぐすり）をかけないまま焼いた素焼きのような状態と考えてください。唾

第Ⅰ部　子どもの歯の健康はあなどれない

液中のフッ素やカルシウム，リン酸を十分に取りこんでいないため，表面がま
だ硬くなっていません。そのため，むし歯になりやすい傾向があります。

　それが時間をかけてフッ素やカルシウム，リン酸を吸収していって，どんど
ん硬くなっていきます。素焼きから陶磁器になるようなイメージです。

　実際によく見ると生えてきたばかりの永久歯というのは透明感のある白さで
すごくきれいです。それが，だんだんフッ素を取り込んでフルオロキシアパタ
イトに変わっていくにつれ，透明感が薄れ僅かに黄色味がかったような白さに
なっていきます。

　むし歯に強い歯にしたいという考えから，今ではフッ素入りの歯磨剤が普及
しています。もっと積極的に子どもの歯を強化したいという保護者の中には，
歯科医院に行ってフッ素を塗布してもらっている方もいらっしゃいます。

　ハイドロキシアパタイトがフルオロアパタイトに変わるのは5年といわれて
いますが，フッ素塗布の回数やその人の歯の状態によって個人差があります。

　ということは，乳歯から永久歯に生え変わってからの5年の間に，いかにむ
し歯にさせないかが非常に重要となります。ですから最後に生えてくる12歳臼
歯を守るためには高校生まで口腔ケアをしっかり行わないといけないことが分
かりますね。

　人生100年時代を考えると，小学校時代の歯のケアが将来の幸福度を左右す
るといっても過言ではないかもしれません。

3　口の中は１日に何回も強い酸性にさらされている

　先ほど，CO の段階であれば，健全な歯に戻ることは可能だと述べました。
口の中では，食事の前と後で何が起こっているのでしょうか。

　普段は，唾液の pH は6.8くらいで中性です。ところが，口に糖分が入ると，
だいたい３分ぐらいで pH が急激に下がって酸性になっていきます。口腔内の
プラークに糖分が届き，それを食べたむし歯菌たちが酸をせっせと出すからで
す。

　口の中が酸性になると，先述している「脱灰」が起こり，常にこの状態が続

第1章　むし歯のこと，ちゃんと理解していますか？

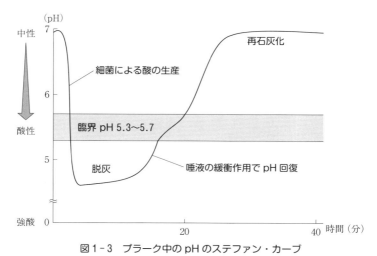

図1-3　プラーク中のpHのステファン・カーブ
出所：安井利一・山下喜久・廣瀬公治・小松﨑明・山本龍生・弘中祥司編『口腔保健・予防歯科学　第2版』医歯薬出版，2023年をもとに筆者作成。

くようだとむし歯になっていきます。

　ところが，30分ぐらい経過すると，口の中は自然に中性に戻ります。なぜかというと，唾液の成分である重炭酸塩やリン酸塩によって酸が中和されるからです。それは，唾液のpHの変化を抑制しようとする「緩衝能（pHを正常域に保とうとする性質）」が働く結果です。高校の化学の時間に習った方もいると思いますので，覚えている方もいるかもしれませんね。

　つまり，口の中が酸性になると，唾液の緩衝能によって酸が中和され，pHが回復して中性に戻っていきます。この一連のpHの変化をグラフにしたのが「ステファン・カーブ」というものです（図1-3）。

　エナメル質が溶け出すpH5.3～5.7くらいを「臨界pH」と呼び，それ以上pHが下がると歯の中のカルシウム分が溶け出し，脱灰が始まります。しかし，下がったpHが再び戻り臨界pHより大きくなると，唾液中のカルシウムやリン酸，フッ素が歯に取り込まれることによって強化され，歯は健全な状態に戻れます。これを「再石灰化」といいます。

第Ⅰ部　子どもの歯の健康はあなどれない

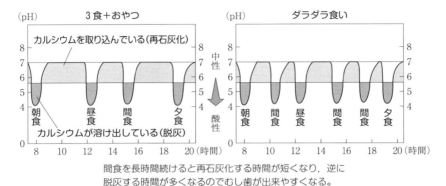

間食を長時間続けると再石灰化する時間が短くなり，逆に
脱灰する時間が多くなるのでむし歯が出来やすくなる。

図1-4　1日の口腔内のpHの変化

出所：安井利一・山下喜久・廣瀬公治・小松﨑明・山本龍生・弘中祥司編『口腔保健・予防歯科学　第2版』医歯薬出版，2023年をもとに筆者作成。

1日に何度もこの変化が口腔内で行われており，仮に歯が変色するようなCOの状態になったとしても，溶けた歯が補修・強化される作用が私たちには備わっているのです。

ステファン・カーブを見ると，食後3分経つとpHが下がって酸性になってきます。そのため，「歯みがきは食後3分以内にやりなさい」と言うのです。

ただし，このデータはプラークがいっぱいついた状態で行った実験の数値なので，酸を産出する菌を含むプラークがなければ，これほどの変化は起きることはありません。

私が推奨する歯みがきは毎食後食べたらすぐみがくことです。そうすれば，歯みがきにより食べカスを除くことができ，糖分が入ってきてもプラークはないはずですので，むし歯菌が酸を出す心配はありません。

いずれにしろ，朝食，昼食を食べ，間食して，そして夕食を食べて……と，1日のうちにこれだけ口の中でpHが変化して，脱灰と再石灰化が繰り返されているというのは興味深いことです（図1-4）。

第1章　むし歯のこと，ちゃんと理解していますか？

4　歯みがきしていても，むし歯になる理由

　日常の飲食によって，糖分がプラーク中のミュータンス菌に届くと酸が作り出されます。プラークがずっとつきっぱなしだと毎回毎回 pH が下がって，そこがいつも溶けることでむし歯になりやすくなります。

　ということは，ミュータンス菌の棲むプラークをなくすか，あるいはミュータンス菌のエサとなる糖分を口に入れなければ，むし歯になることはないということになります。

　ただし，ミュータンス菌の好物である糖というのは，お菓子などに使われている砂糖だけに限りません。ご飯やパン，麺類など炭水化物に含まれている糖質もむし歯の原因になります。だからといって，成長期にある子どもたちに炭水化物を食べさせないという選択はあり得ないでしょう。

　ということは，できるだけプラークをつくらないということがむし歯予防のメイン対策になります。そのプラークを歯から除去する作業が食後の歯みがきなのです。

　しかしながら，1日に3回，3分間みがいていればむし歯にならないかというと，そうとも限りません。回数や時間の問題ではなく，いかにきちんとみがいてプラークを落とせるかどうかが重要となります。

　自分自身では気が付いていないみがき癖があって，いつもみがけていない場所があるようであれば，そこにプラークは残ったままです。きちんと歯みがきしているつもりでも，むし歯になってしまうのであれば，歯のみがき方を見直す必要があります。

　逆に，普段からきちんとみがけていれば，例えば，1週間のうち1日くらい歯みがきをしなかったからといって，すぐにむし歯になるわけではありません。いま何かを食べて歯にプラークがついたとしても，そこに糖分が入ったらすぐに酸を出すかというと，そうではないのです。

　プラークにも熟成したものがあって，3日くらい経ったプラークがむし歯の原因になります。ずっとみがかれていないプラークの固まりがあった場合，口に糖分が入るとそこから酸が出てきて，それが歯を溶かすようになるのです。

9

第Ⅰ部　子どもの歯の健康はあなどれない

　特に間食などでお菓子などを「ダラダラ食い」（図1‐4）していると，脱灰
している時間がそれだけ長くなり，歯が補修される時間が与えられないので，
直接的に穴（むし歯）につながります。

　熟成したプラークはやがて唾液中のカルシウムなどと結合して石灰化し，
「歯石」となって歯の表面に石のようにくっつきます。歯石そのものが歯周病
を起こす原因にはなりませんが，デコボコした歯石の表面にはさらにプラーク
が付着しやすいので，新たなむし歯や歯周病を引き起こす要因になります。

　また，唾液の緩衝能は人によって違いますので，同じものを食べて，同じよ
うに歯をみがいていても，差が出てくることはあるでしょう。緩衝能が高い人
はむし歯になりにくく，低い人はむし歯のリスクが高いと考えていいかもしれ
ません。

2．知っていてほしい糖のいろいろについて

1　むし歯になりやすい糖と，なりにくい糖がある

　たとえプラークの中にむし歯菌がいたとしても，エサとなる「糖」が口の中
に入らない限り，むし歯になることはありません。その「糖」にも，むし歯に
なりやすいものとなりにくいものがあります（表1‐1）。

　むし歯の原因となる糖について，意外と知らないことが多いのではないで
しょうか。それら糖について詳しく説明していきましょう。

　タンパク質，脂肪と並んで，人間が生きていく上で必要となる「三大栄養
素」に数えられているのが「炭水化物」です。

　小麦やイネ（米），トウモロコシなど，人間が活動する上でのエネルギー源
となる炭水化物を多く含む穀物は，栽培の容易さと保存性の高さから，世界中
で人類の主食として食べられてきました。この炭水化物から食物繊維を除いた
ものが「糖質」です。

　糖質は単糖類と，それがたくさん結びついた多糖類に分けられます。一般的

第1章　むし歯のこと，ちゃんと理解していますか？

表1-1　糖の種類

むし歯になりやすい糖	ショ糖，果糖
むし歯にならない糖	マルチトール，還元パラチノース，キシリトール，ソルビトール，ラクチトール，エリスリトール，アスパルテーム，サッカリン，アセスルファムＫ，スクラロース，ステビア

出所：筆者作成。

に炭水化物は，多糖類であるデンプンを多く含んでいます。

単糖類とは，それ以上分解できない小さな単位の糖で，グルコース（ブドウ糖），ガラクトース，マンノース，フルクトース（果糖）などがあります。この単糖類が二つ結び付いたものを二糖類といい，乳糖（ラクトース＝ガラクトース＋グルコース），ショ糖（スクロース＝グルコース＋フルクトース），麦芽糖（マルトース＝グルコース＋グルコース）などがあります。

この中で，砂糖の主成分である「ショ糖」だけがう蝕病原性微生物（主にミュータンス菌）によって不溶性グルカン（粘質多糖類）を作り出します。

この不溶性グルカンは粘性が強く，歯に付くとなかなかはがれないため，プラークの形成を促進します。これが口の中を酸性から中性に戻そうとする唾液の緩衝作用をブロックするため，むし歯の進行を加速させます。

つまり，むし歯菌は砂糖と出合うと酸を産出するだけではなく，ベタベタしたプラークまで作り出すということになります。

砂糖以外の糖，グルコース（ブドウ糖）やガラクトース，マンノース，フルクトースも，むし歯菌によって代謝され酸を産出します。しかし，ショ糖とは違って，不溶性グルカンを作らないため，むし歯の発生はショ糖に比べて少ないのです。

また，キシリトールのようにむし歯菌にほとんど酸を産出させないだけではなく，むし歯菌の代謝を阻害する糖類もあります。キシリトールは単糖類のキシロースから合成された糖の一種で，「むし歯にならない甘味料」としてガムなどに使われています。

つまり，ガムなどに「シュガーレス」という表示がされていても，砂糖が含

第Ⅰ部　子どもの歯の健康はあなどれない

まれていないだけで，こうした糖が含まれている場合があり，糖質が完全にゼロという意味ではありません。

　また，「キシリトール配合」をうたった商品でも，キシリトール以外にむし歯の原因になる糖が含まれていることもあるので，注意が必要です。

2　むし歯を作りやすい食べ物の見分け方

　同じ糖でも，ハチミツはどうでしょう。ハチミツの糖の成分は果糖（フルクトース）とブドウ糖（グルコース）がほとんど，残りはガラクトースと麦芽糖（マルトース）がわずかに含まれているだけで，ショ糖（スクロース）はほとんど含まれていません。

　ブドウ糖と果糖が結合しているショ糖は，むし歯の発生を招きますが，ハチミツではそれぞれが単糖で存在しています。この場合は不溶性グルカンが作られないために酸が歯に停滞することができません。そのため，ハチミツは比較的安心できる糖といわれています。ただし，ご存じのとおりはちみつ自体にネバネバ感がある食材なので，その点は気を付けたほうがよいでしょう。

　このように，糖の種類によってもむし歯になりやすいものとそうでないものがあることはお分かりになったと思います。

　また，砂糖を直接食べる人はいないでしょうから，食べ物に含まれる糖が気になるところです。とはいえ，ただ単純に量が少なければいいというわけではありません。

　歯に与える影響を知るためには，糖分の量はもちろん，糖の粘着性や，口腔内にとどまる時間などを複合的に計算する必要があります。

　糖類が含まれた食べ物が，どの程度むし歯を誘発するのか表す指標として，「う蝕誘発指数（CPI）」と「潜在脱灰能」があります。

　それぞれの食べ物が，むし歯をどの程度誘発するかを表す指標の「う蝕誘発指数」は，次の四つの要因a，b，c，dを5段階に評価して総合的に判断しています。

第1章　むし歯のこと，ちゃんと理解していますか？

表1-2　う蝕誘発指数によるむし歯になりやすいお菓子ランキング

> 1．トフィー，キャラメル，ヌガー
> 2．キャンディー，氷砂糖，ガム
> 3．ウエハース，あん入り餅，カステラ，ビスケット，甘納豆，羊羹
> 4．まんじゅう，チョコレート，かりんとう，クッキー
> 5．水飴，ケーキ，ジャム，ゼリー

出所：松久保隆「食品の齲蝕誘発能および分類」『歯界展望別冊　齲蝕を考える』1982年，140-145頁をもとに筆者作成。

a．プラーク形成能力（プラークを作る力）　　　　　　低い ├─┼─┼─┼─┤ 高い

b．酸を作る能力（プラークの中の細菌が酸を作り出す力）　低い ├─┼─┼─┼─┤ 高い

c．食べる時間　　　　　　　　　　　　　　　　　　　短い ├─┼─┼─┼─┤ 長い

d．口に残る時間　　　　　　　　　　　　　　　　　　短い ├─┼─┼─┼─┤ 長い

$$う蝕誘発指数(CPI) = (a + b) \times (c + d)$$

　この計算式で，数字が大きいほどむし歯になりやすいと考えられています（表1-2）。

　例えば，キャラメルは，a＝5，b＝5，c＝3，d＝5で，$(5+5) \times (3+5) = 80$となって，トップクラスのう蝕誘発指数です。キャラメルのように歯にくっつく甘いものはむし歯になりやすいといえるでしょう。

　参考のため，ポテトチップを計算してみると，a＝2，b＝1，c＝2，d＝3で，$(2+1) \times (2+3) = 15$，ゼリーはa＝5，b＝5，c＝1，d＝1で $(5+5) \times (1+1) = 20$ となり，ゼリーは甘い割には点数が低いのは，口に入ってから飲み込むまでの時間が著しく短いためです。

　また，「潜在脱灰能」は，酸産生量×食物停滞量から導かれる数値で，この値の大きなものほどむし歯になりやすい食品とされます（図1-5）。

　同じ食べ物でも，それぞれの数値にはバラつきもありますが，むし歯予防の観点からは非常に役に立ちますので，ぜひ参考にしていただければと思います。

　以前，私は担当校で子どもたちに，う蝕誘発指数の点数をつけたケーキや羊

第Ⅰ部　子どもの歯の健康はあなどれない

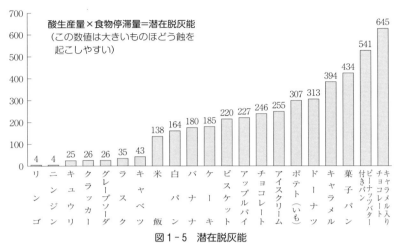

図1-5　潜在脱灰能
出所：田浦勝彦・木本一成・磯崎篤則・田口千恵子・小林清吾『だれにでもできる小さな努力で確かな効果——う蝕予防とフッ化物の応用』砂書房，2001年をもとに筆者作成。

羹（かん），ガムなどのお菓子の絵を見せて，点数が高いものと低いものとではどのような違いがあるのかを考えてもらったことがあります。

「味はどうかな？」「食べるのに時間がかかるかな？」「食べた後，口に味が残るのはどれかな？」と質問することで，この点数のでき方を考えてもらったのです。

そして，包丁で切ったときにベタッと包丁に付いて残るものは，やはり歯にくっつきやすく，口内にも残りやすいので，要注意であることを伝えました。

う蝕誘発指数の高さは，その食べ物を包丁で切ったときに何となく分かるものなのです。

3．6歳臼歯が歯の王様と言われる理由

1　生きていく上で一番大切な6歳臼歯

「歯の中で，どの歯が一番大事だと思いますか？」

14

そう質問されると，多くの方は「前歯」と，他人からよく見える部分を答えるのではないでしょうか。

しかし，歯科医師であれば必ず「第一大臼歯」，いわゆる6歳臼歯を挙げることしょう。

6歳臼歯がなぜ大切かというと，歯の中で一番大きく，根がしっかりしていて，かむ力も大きいからです。歯科医師の看板などのイラストに使われている歯のモデルはほとんどが6歳臼歯です。6歳臼歯のかむ力は，だいたい自分の体重と同じだといわれていて，まさに咀嚼の要といっていいでしょう。誰が言ったか分かりませんが，「歯の王様」という呼び方をする方もいます。

最初に乳歯から生え替わるのは下顎の前歯で，同時期に乳歯の一番後ろから出てくる歯が下顎の6歳臼歯です。この大きな歯が子どもの口の中に生えてくることによって，顎の成長が促進されるのです。

この歯の生える位置が狂うと，歯の並びまで変わってしまいます。私は専門が矯正ですが，矯正医が最初に歯の並びを見るときに必ず確認するのは，6歳臼歯の上下の関係です。上顎と下顎の6歳臼歯の位置がどのようにズレているかを明らかにしてから，矯正の方針を決めていきます。

この関係は「Key To Occlusion（咬合の鍵）」と呼ばれて，これを提唱したのは，エドワード・アングル博士でした。

やや専門的な話になりますが，矯正歯科の歴史はアメリカに始まります。今から120年前の1903年，アングル博士が矯正歯学の理論を発表したのがその幕開けとなりました。“矯正の父”ことアングル博士は，アングル学校という矯正の学校を作り，矯正歯科の発展に多大な貢献をしたのです。

6歳臼歯の位置関係は現在も「アングル分類」として世界中の矯正家が使用していて，この上下の関係がどれだけズレているかをチェックするだけで，その子の将来の歯並びがどうなっていくのかが大まかに分かるほどです。

矯正をするときは，一番大きいこの6歳臼歯を起点・支点にして他の歯を引っ張るなど，治療の上でも大切な役目を果たしてくれます。

6歳臼歯は，上顎の歯は根が3本，下顎の歯は根が2本と，根の数も形状も

第Ⅰ部　子どもの歯の健康はあなどれない

違います。その違いは，おそらく上顎の骨が下顎の骨に比べて軟らかいこと，そして上顎には上顎洞という空洞がありその形状から生じたのでしょう。上の歯は根が３本ないとしっかり支えられないのでしょう。

スポーツ，特に野球ではバッティングのときにものすごい力で奥歯をかみしめて踏ん張ることから，奥歯がすり減ったり，歯がボロボロになってしまう選手もいます。今はマウスピースをするスポーツ選手も増えてきましたが，確かに口を開けたままでは力が入りません。

６歳臼歯は，そうした大きい力を発揮する基礎となる部分なので，この歯を失ってしまうことは人間にとって非常に大きな損失となります。

2　歯は６歳臼歯を基準に並んでいく

奥歯で最初に生えてくる永久歯は６歳臼歯です。しかも一番大きい歯ということもあり，そこを基準に歯は並んでいく仕組みとなっています。

もしも乳歯が自然に抜けるのではなく，むし歯などが原因で早期に抜けてしまうと，最初に生えてくる永久歯である６歳臼歯の位置がズレてしまうことがあります。

歯というのは，抜いたまま放っておくと，その後ろの歯が空いたスペースを埋めるように徐々に前へと移動してくるものです。つまり，むし歯で歯が抜けて歯と歯の間に隙間ができてしまうと，後ろの歯が前に動くわけです。

６歳臼歯の前の乳歯がむし歯で抜けたりすると，６歳臼歯が本来生えるべき場所よりも少し前に生えてくることもあります。

そうすると，その後に生えてくる犬歯などの永久歯は，本来自分たちが生える場所がなくなってしまいます。

ただし，場所がないから生えないということはなく，残された狭い場所からひしめき合うように生えてくるのです。その結果，歯がデコボコに生える乱杭歯あるいは叢生といい，犬歯が重なって生える場合は八重歯と呼ばれています。

ということは，乳歯を「子どもの歯だから」「どうせ生え替わるから」と軽視すると，後で子どもに恨まれても仕方ないような結果を招く可能性が大きく

第1章　むし歯のこと，ちゃんと理解していますか？

なることを意味しています。

　違う見方をすると，乳歯はその後に続いて生えてくる永久歯が出るためのスペースを保つ役目も果たしていることになります。そのため，乳歯が自然に抜けたのではなく，むし歯やケガなどで早い段階で抜けてしまったら，スペースを確保するための「保隙装置」を入れなければいけない場合も出てきます。

　保隙装置が必要なのは，普通6歳臼歯の前の乳歯である「第二乳臼歯」です。それ以外の歯は，抜けることで大きな影響が出ませんが，6歳臼歯の前の第二乳臼歯がむし歯などで早期に抜けてしまうと歯並びに大きく影響します。

4．小学校での歯科指導の始まり

1　むし歯が減ったことで，逆に歯への関心も減った

　ここまでむし歯のでき方や歯の生え方を説明してきました。お分かりのように，子どもの歯から大人の歯に生え替わる時期は一番むし歯になりやすい時期なのです。大人の歯になったから大丈夫ということではないので，生え替わりの時期に油断すると一生取り返しのつかないことになってしまいます。

　そのような大切な時期の子どもたちに関わる機会が，私に訪れました。

　私は1989（平成元）年に神奈川県横浜市旭区にある横浜市立中尾小学校の学校歯科医に就任しました。委嘱の話が来たときは，以前から知っている学校でしたので喜んで引き受けさせてもらいました。

　当時の中尾小学校では，1人当たりのむし歯が平均4本もありました。今では考えられない数字です。

　言い方は悪いかもしれませんが，まさに“底辺”からのスタートだったため，何をやっても効果がある状態でした。

　養護教諭と協力して昼の歯みがきを全校児童にさせたり，ブラッシング指導をしたり，あるいは子どもたちに歯の話をしたりするだけでも，むし歯の数はみるみる減っていったのです。

17

第Ⅰ部　子どもの歯の健康はあなどれない

　それから十数年が経過し，1人当たりのむし歯の数はすでに1本を切っては
いましたが，逆に歯に対しての関心が薄くなってきていることに私は危機感を
感じました。私が学校で歯科検診をすると，それまでは少なくても検診のとき
くらいはきちんと歯をみがいてきていたはずなのに，みがいてこなくなった子
どもたちが目立ってきたのです。

　養護教諭や担任の先生たちに聞いてみると，十数年前は全学年全員がやって
いた昼休みの「歯みがきタイム」を，いつの間にか全校で2クラスしかやらな
くなっていたことも分かりました。養護教諭が毎年のように代わった時期があ
り，引き継ぎがうまく行われなかったことに気づかないまま，時間が過ぎて
行ってしまったのです。こうしたことを継承していくのは難しいものなのです。

　家庭での歯みがきも当たり前となってむし歯がどんどん減ってきたことで，
「歯を大切にする」「歯は一生の宝」という意識が薄れているのを私は危惧せざ
るを得ませんでした。

　とはいっても，1人にむし歯が4本もある時代ならいざ知らず，子どものむ
し歯が少なくなった状況で昔と同じ話や指導をして「むし歯をなくそう！」と
訴えても，子どもたちや保護者に伝わるのかどうか，私には疑問でした。

　しかし，むし歯が撲滅されているわけではありません。どうしたら“むし歯
ゼロ”に近づけるのか，その方法を探るために，私は二つのことを調べること
にしました。

　一つは，子どもの歯のどこにどのようにむし歯ができるのかという現状を把
握すること，そしてもう一つは，子ども自身を知ることです。

　実際どこの部分がみがけていないのか全校児童の口の中を調べたり，口腔内
カメラを使って子どもたちに口の中を見せたりすることを行い，5年間にわ
たって少しずつデータを積み重ねていきました。

　その結果，自分自身でも驚くような“発見”につながったのです。

2　歯科医師の常識として，考えられない場所にむし歯が

　図1-6に乳歯と永久歯の配置と名称を示します。

18

第1章　むし歯のこと，ちゃんと理解していますか？

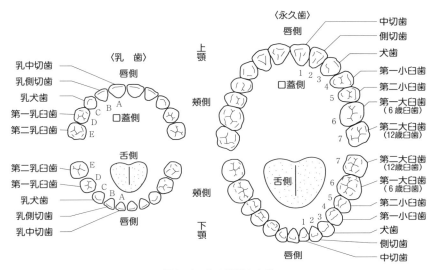

図1-6　歯の配置と名称

出所：筆者作成。

　私が調べた結論からいうと，「小学6年生での永久歯のむし歯の割合は，6歳臼歯（第一大臼歯）が9割」ということでした。さらに，上顎と下顎のそれを比べると，「下顎のむし歯が7割」だということが分かったのです。
　では，なぜ下顎の6歳臼歯のむし歯が多いのでしょうか。
　実は，私は歯科医師として，6歳臼歯が生えてきたばかりですぐにむし歯になる例を繰り返し見てきました。ひどい場合には，生えて出てきて間もなく神経を取らなければいけないような状態になっている子もたくさんいました。
　「どうしてこの6歳臼歯だけが，生えて間もなくむし歯になってしまうのだろう？」
　それは私の長年の疑問の一つでした。担当校での検診からも「子どもには6歳臼歯のむし歯が多い」ということが実際に確かめられて，なおさら疑問が深まるばかりでした。
　6歳臼歯にできるむし歯の場所も非常に特異的で，頰側の側面の真ん中にポ

19

第Ⅰ部　子どもの歯の健康はあなどれない

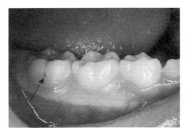

出たばかりの6歳臼歯の溝の中央に小さな穴が見える

写真1-1　6歳むし歯

写真提供：筆者撮影。

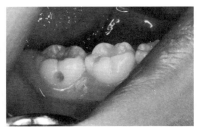

硬いエナメル質に1か所でも小さな穴が開くとその内側の柔らかい象牙質ではむし歯菌の感染が大きく広がっており，大きく削らないと修復できない

写真1-2　むし歯菌に感染した象牙質を削ったあと

写真提供：筆者撮影。

コッと穴ができるのが特徴です（写真1-1，1-2）。

　生えてきたばかりの奥歯の側面の真ん中に穴が開いてしまうのは，どう考えても不自然です。歯科医師の常識として，この場所にむし歯ができるというのは本来あり得ないと感じました。

　例えば，歯科大学5年生に行う授業の中で，「むし歯はどこの部位にできやすいですか？」と聞くと，ほとんどが「かみ合わせ部分」，次に「歯と歯の間」と答えます。確かに，これらの部分はむし歯になりやすいですし，彼らが使っている教科書にもそう書いています。

　しかし，現実としては下顎の6歳臼歯のみ，しかも歯の外側の面が突出してむし歯になっているのです。

　歯みがきの習慣が当たり前になってむし歯が激減した当時，歯科の教科書にも載っていない何らかの新事実があるのかもしれない，と私は思いました。

　「この理由を解明しないことには，子どものむし歯をなくすことはできない」

　そう私は考えました。そこで，まずは6歳臼歯が生えてくる小学校1年生の口の中をじっくりと観察することから始めることにしました。

20

第1章　むし歯のこと，ちゃんと理解していますか？

3　6歳臼歯のど真ん中になぜむし歯ができるのか？

6歳臼歯は，その名前が示す通り，6歳頃に生えてくる臼歯です。偶然にも前歯から数えて6番目にある歯ということで，私たち歯科医師は「6番」と呼んでいます。

6歳臼歯は，上下左右に全部で4本あります。大臼歯（いわゆる奥歯）には，第一，第二，第三があって，第一大臼歯が「6歳臼歯」，12歳頃に生えてくる第二大臼歯を「12歳臼歯」と呼んでいます。第三大臼歯は，いわゆる「親知らず」です。

親知らずがある人もいれば，ない人もいます。親知らずがある人は全部で32本，ない人は28本の歯が備わっているのが通常です。

小学1年生くらいでは，だいたい6歳臼歯が半分顔を出しているような状態（萌出途中）です。

このくらいの年の子どもの歯は，一見するときれいな場合がほとんどです。「歯をみがいてきた？」と聞くと，たいてい「みがいてきたよ」と答えます。しかし，プラークを赤く染め出す歯垢染色剤を使うと，やはり6歳臼歯のところが真っ赤になることが多いのです（写真1-3）。プラークが残っているということは，それだけむし歯になる可能性が高いことを示唆しています。

この理由を考えることが，なぜ6歳臼歯だけが突出してむし歯が多いのか解明するヒントになるはずです。

6歳前後の子どもの口の中を観察したり，歯みがき指導をしたりしているうちに，私はあることに気がつきました。それは，萌出途中の6歳臼歯は高さが他の歯より一段低く，しかもまだ周りの歯肉に覆われている状態にあることから，歯ブラシがちゃんと届いていないということでした。これではちゃんと歯みがきをしたつもりでもプラークが残ります。

そもそも，下顎の6歳臼歯には頬側面溝という大きく長い溝があり，そこにプラークがたまりやすいという特徴があります（写真1-4）。

萌出途中の段階では頬側面溝がずっと歯肉に埋もれていますが，なんと埋もれている状態のまま溝にプラークがたまっていたのです。

21

第Ⅰ部 子どもの歯の健康はあなどれない

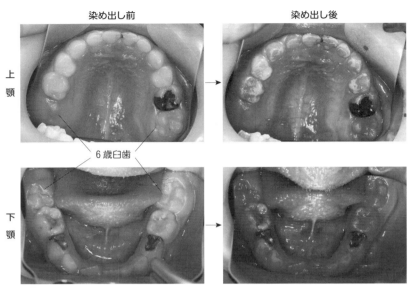

小学校1年生の口の中。一見きれいに見えるが、染め出ししてみると奥にあるまだ完全に生えていない（高さが低い）6歳臼歯は歯ブラシが当たっていないため真っ赤に染まっている

写真1-3　染め出ししてみると6歳臼歯が真っ赤に染まっている小学校1年生の口腔内
　写真提供：筆者撮影。

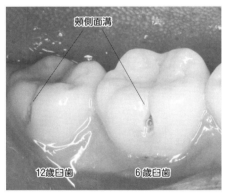

写真1-4　頰側面溝にできたむし歯
　写真提供：筆者撮影。

第1章　むし歯のこと，ちゃんと理解していますか？

歯が萌出していれば上の部分にブラシは当たりますが，歯肉に埋もれている歯の外側の面にはブラシは当たりません。つまり，歯がまだ歯肉に埋もれている段階でプラークがたまり，それが歯みがきで落とすことができないためにむし歯になって生えてくるということが分かったのです。これで萌出したばかりの6歳臼歯の外側面の真ん中にむし歯ができる謎が解けました。

生えている場所が口の奥である上に，それまで歯がなかったところから生えてくるので気付きにくいということもあるのでしょう。

保護者の方が歯みがきをしてあげる場合でも，萌出に気が付けば見えている上の部分にはブラシを当てるでしょうが，何の知識もなければ，そこを重点的にみがこうとは思わないのは仕方ありません。

5．6歳臼歯の謎を解く，6歳むし歯とは？

■1■　多くのデータから明らかになった子どものむし歯の傾向

私は，担当校で実際に子どもたちの口の中をたくさん診ることによって，6歳臼歯に対する見識を改めていきました。

そのようななか，2007（平成19）年，横浜市歯科医師会の理事すなわち学校歯科医の代表に就任することになりました。「6歳臼歯の特異的なむし歯というのは，担当校だけで起きていることではないはずだ」という，私の疑問を解く機会が巡ってきたのです。

私は早速，横浜市内の6校からデータを取らせてもらう協力を取り付けて，データを充実させて分析を進めました。その結果，横浜市の小学校6年生の子どもたちは，やはり6歳臼歯が一番多くむし歯になっていることが判明したのです。

このときのデータを使って説明しましょう。

集団における永久歯のむし歯にかかった状態を知るために用いられる指数に「DMF歯数」というものがあります。1人当たりのむし歯経験指数（現在のむ

23

第Ⅰ部　子どもの歯の健康はあなどれない

し歯（D）だけではなく，抜歯となった歯（M），あるいは治療済み（F）も含めた本数）で，その数値が高いほどむし歯が多いことを示します。

　全永久歯のむし歯（DMF）の数に対する上下の6歳臼歯のむし歯（DMF）の数を調べてみたら，なんと89％にも上ったのです。しかも，下顎だけで61％を占めています。

　6歳臼歯のむし歯（DMF）の数を上下の割合で見ると，下顎が68％，上顎が32％と，下顎のほうが圧倒的に多いことが分かりました。

　その原因を探るために，プラークがついているかどうかを4段階で評価する「OHI-S」という評価方法を用いて，巡回衛生士の協力の下，集計してみました。

　ただ，OHI-Sでの調査部位は上下前歯1本ずつと6歳臼歯の上下左右の4本の計6本のみで，上顎が頬側，下顎は舌側という，大人であればプラークのつきやすいところを調べるという指標です。子どもの調査に向いているかどうかは判断できませんでしたが，歯の汚れの傾向は分かります。

　その結果，やはり前歯より奥歯のほうがみがけていないこと，そして上顎より下顎のほうがみがけていないことが明らかになりました。つまり，OHI-Sの評価と，DMF歯数のデータが一致したわけです。

　さらに面白いことに私は気が付きました。それは，左右の歯のプラークのつき方に差が出ていたことです。

2　左右の歯では左側にむし歯が多い謎

　左右の歯のプラークのつき方に差があるといっても，大きな差ではないので，誤差の範囲内として気にも留めなかったかもしれません。そこで担当校の6年生の6歳臼歯の過去3年間のデータを調べ直してみると，なんと上顎も下顎も左のほうがむし歯の本数が多かったのです。

　これをどう考えたらいいのでしょうか。もちろん左利きの子どももいますが，大部分は右利きだと考えると，なぜか利き腕とは反対側の奥歯がみがけていないのです。実際に大人のデータを調べてみると，むし歯だけでなくなんと歯の

喪失も左側が多いことに気が付きました。

そこで，右利き，左利きによって歯みがきに差が生まれるかどうか下顎6歳臼歯の状態を調べてみました。つまり，歯ブラシを持つ手の違いによってむし歯の発生に違いが出るのかを見ることにしたのです。

結果的には，右利きの子はCO，C，治療済みのすべてにおいて，左のほうが多くなりました。つまり，右利きの子どもは，左の歯がうまくみがけていないということになります。

一方，左利きの子ですが，CO，C，治療済みのすべてにおいて，左右ではほとんど差が出ませんでした。データの数が少な過ぎたのかもしれませんが，これについてはまだ結論を出すことはできません。ただし，右利きでは左右に差が出たのは事実です。

一般的に左側のほうにむし歯が多いということは，学校歯科医を長年やっていれば気が付きます。ある時，学校歯科委員会で一緒だった先輩の歯科医師が，「不思議なんだよね。だって，どう考えても歯みがきって，右手でやると左側のほうがみがきやすいだろう。なのに，左側のほうがむし歯や欠損が多いってどういうことだろう？」と言っていたことが印象に残っています。

気になった私は，解剖学の教授に話を聞いてみました。すると，右利きの人が右側の奥歯をみがくときには，腕を折りたたまなければいけないので関節の可動域の限界付近で細かく動かすため，みがきにくくなるとのこと。逆に左側だと関節の可動域の中央付近で動かせられるので，当然，左側のほうがみがきやすいということでした。

この話を聞いて，ますます疑問が深まりました。本来，みがきやすいほうの左側にむし歯が多いのはなぜなのか。

そこで，私は素直に考え直してみることにしました。子どもでは左の歯のほうにみがき残しが多く残っていたという事実です。つまり，子どもは何らかの原因によって，左側がみがきづらいのではないか……。

左側がみがきやすいというのは，大人の体格，骨格，筋力から導き出された結論ではないのか。もしかしたら，体が完成していない子どもには，その動き

第 I 部　子どもの歯の健康はあなどれない

が難しいのではないか。

　子どもの歯みがきは，大人とは違って，左側をみがきづらい「何か」があることが浮かび上がってきました。この点については次章で詳しく述べていきます。

3　上下でもむし歯になりやすさには違いがあった！

　さらに，子どもの 6 歳臼歯のむし歯の発生については，左右の違いだけではなく，上下の違いもあることがデータから判明しました。上顎より下顎の歯のほうが圧倒的にむし歯になっているのです。

　その理由を考えるために，担当校での歯みがき検査の結果を検証してみました。小学 1 年生と 2 年生の検査結果を比べると，面白いことに 1 年生のほうが圧倒的にいい成績です。ところが，6 歳臼歯のみがき残しだけを調べてみると，1 年生の上顎はプラークなしできれいだったのですが，下顎は驚くほどみがけていませんでした。

　小学 2 年生は上顎と下顎とではそれほどの違いはありません。ということは，1 年生には下顎の 6 歳臼歯がみがけない理由が何かあるはずです。

　通常では，歯は下顎のほうが先に出始めます。それは専門家でなくてもお子さんをお持ちの方ならご存知のことでしょう。では，そもそも上顎の歯と下顎の歯ではどのような違いがあるのか……。意外なことに，そうした研究は手つかずの状態だったのです。

　むし歯の本数で上下差があることで，私が気付いた一つは骨の形態の違いです。骨の形としては，下顎は歯の後ろ側，つまり歯の生えていない奥側が高くなっています。下顎では歯の後ろ側には歯を覆うように骨があります。歯肉はその上に乗っかっていて，6 歳臼歯が生え始めてきたときに歯の後側にある骨を突き破る形で出てくるので，歯肉の中からなかなか出てきづらいのです。

　一方で上顎は，6 歳臼歯の歯冠部の後ろ側には骨がないので，生え始めたらすぐに歯肉から出るという違いが一つあると思いました。

　こうしたことを確かめるために，私は子どもたちの 6 歳臼歯の萌出状態を調査してみました。おそらく，このようなデータは誰も調べたことはないはずで

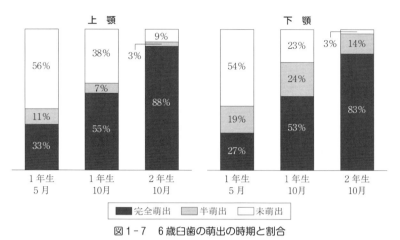

図1-7 6歳臼歯の萌出の時期と割合
出所：江口康久万「日本人の下顎第一大臼歯の齲蝕と歯の喪失との関係——下顎第一大臼歯の齲蝕による喪失が引き起こす，歯周病のメカニズム」『歯界展望』112巻5号，2008年をもとに筆者作成。

す。

　上顎と下顎の骨は形態も硬さも違うことは分かっていましたから，歯が生え始めてから完全に萌出するまでの期間も違いがあってもおかしくないと考えました。そこで，小学1年生の5月と10月，2年生の10月の三つの時点で6歳臼歯の萌出状態を調べてみたわけです（図1-7）。

　まず，小学1年生の5月の時点では，未萌出は上顎で56％，下顎は54％と一般に知られているように下顎の6歳臼歯のほうから萌出しているのが分かります。しかし，完全萌出は上顎のほうが多く，その傾向は1年生の10月時点，2年生の10月時点でも変わりません。しかし，未萌出は上顎のほうが多く，上顎では萌出の開始時期は遅いのですが，すぐに生え終えるため半萌出という状態が短いことがわかりました。一方，下顎では萌出開始時期は早いのですが，完全に萌出するのに時間がかかり，半萌出という状態が非常に長く続くことが見えてきたのです。

　おそらく上顎の歯というのは重力の影響もあって，下方向に生えやすいということがあるのかもしれません。それに加え，骨の硬さが上顎のほうが軟らか

第 I 部　子どもの歯の健康はあなどれない

いということも関係があると思われます。

　上顎は海綿骨というボソボソッとしたスポンジのような骨ですが，下顎は皮質骨という非常に硬い骨です。さらに，骨の形態も下顎のほうは後方に行くに従い高くなり，骨から完全に出るのに時間がかかり歯肉に覆われている状態が長く続くということも考えられるでしょう。

4　下顎の6歳臼歯に一番むし歯が多い理由

　骨の硬さや形状，重力などの要素が重なり，下顎の6歳臼歯は上顎の6歳臼歯よりも先に出始めるものの，完全に出るのは上顎のほうが先，下顎の6歳臼歯は完全萌出までに時間がかかることが明らかとなりました。

　下顎の6歳臼歯は半萌出の状態で，歯冠は一部出ているものの，その他の部分は歯肉に覆われている期間が長いということ，そのためプラークがつきやすい頬側面溝はみがきづらい状態も長く続くということを意味しています。

　こうしたことから，下顎の6歳臼歯は完全に萌出するまでの間にむし歯になりやすいということが分かったのです（図1-8）。

　それまで6歳臼歯がむし歯になりやすい理由としていわれていたのは，「溝が深い」という歯の形態と，「場所的に奥にある」という位置，そして萌出直後は再石灰化が不十分だという性質の問題でした。

　しかし，私の独自の調査で明らかになったのは，歯が生え始めてから完全に生えるまでの時間が上顎と下顎とでは違うこと，そして下顎は後ろ側に骨があって，それを覆う歯肉が盛り上がっていることから，完全に歯肉から出切らない半萌出状態が長いため，歯肉に埋もれている頬側面溝部分にプラークがたまりやすいということでした。

　これらに加えて，骨の形態や硬さ，重力の問題などが複合的に組み合わさって，下顎の6歳臼歯は完全に生えるまでの間にむし歯になっているということが分かったのです。

　担当校で調べた当時のデータが残っているので，1991年と2007年を比較してみましょう（表1-3）。

第1章　むし歯のこと，ちゃんと理解していますか？

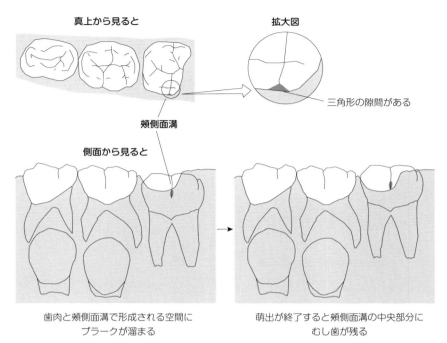

図1-8　6歳臼歯のむし歯のでき方

出所：筆者作成。

表1-3　むし歯全体の下顎6歳臼歯の占める割合

	DMF歯数	下顎6歳臼歯のむし歯の割合
1991年	3.30	46%
2007年	0.58	65%

出所：筆者作成。

　1991年は，むし歯の数は1人当たり3.3本と，今では考えられないほど多い数です。そのうち，下顎の6歳臼歯の割合は46％でした。

　学校での歯みがき指導が本格化して16年経過した2007年の時点では，むし歯はかなり少なくなりましたが，その少なくなったむし歯のうち65％が下顎の6歳臼歯であるということがはっきり示されています。

　歯みがきの習慣が定着して，むし歯が減ったにもかかわらず，下顎の6歳臼

第Ⅰ部　子どもの歯の健康はあなどれない

歯はむし歯から解放されていなかったのです。

　時代は変わっても，この傾向は変わりません。生えている途中の歯の溝にプラークがたまり，それがむし歯の原因になっているということが，まだまだ知られていないからでしょう。

　また，他に1991年のデータから，上顎と下顎のむし歯の割合は，昔からやはり下顎のほうが多いことが分かりました。ただ，左右で見ると，あまり大きな差はありませんが，若干，左のほうが多いくらいです。

　なぜ左右であまり差が出なかったのかというと，そもそもこの頃の子どもたちは今みたいに歯みがきの習慣がなかったので，歯みがきでのみがき残しの差が出なかったということだと思われます。

5　下顎の6歳臼歯が最初に抜けてしまう原因

　このように，生えてきたばかりの6歳臼歯の外側（頰側）の面に見られる特異的なむし歯を，私は「6歳むし歯」と名付けて警鐘を鳴らしています。

　子どものむし歯ができる場所は，大人であれば歯みがきしやすそうな，歯の外側の面のど真ん中。そこにポコッと穴ができるのが不思議で，どのように考えてみても，常識的にはあり得ないことでした。

　そして，6歳臼歯が時間をかけて生えてくる間に，歯肉に隠れた頰側面溝にプラークがたまって，むし歯になってしまう仕組みが解明できたのです。

　こうしたことから，永久歯の中で最初にむし歯になりやすいのが下顎の6歳臼歯であり，必然的に歯科医院でむし歯の治療を受ける人生で最初の歯になることも少なくありません。

　ここまで分かったことで，また私の中にひらめきが走りました。

　人生で最初にむし歯になって治療を受けた歯が，中高年になってガタが来て，抜けてしまうのではないか。そう推測することができました。

　一般論として「歯は『歯周病』によって抜ける」と教わります。しかし，開業医として現場で多くの患者さんを診ていると，必ずしもそうではないことに私は気が付きました。皆さんの中にも，歯周病が直接的な原因ではなく，

第1章 むし歯のこと，ちゃんと理解していますか？

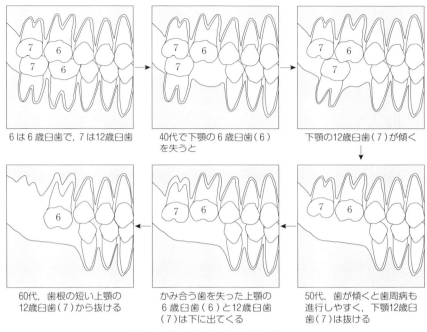

図1-9 日本人に多い歯の喪失パターン

出所：筆者作成。

30～40代で抜歯した経験をお持ちの方もいるのではないでしょうか。

私が歯の喪失について疑問を深めたのは，神奈川県歯科医師会が1995（平成7）年と1996（平成8）年に調査した『神奈川県内の成人の歯の状況』（神奈川在住20歳以上の5,660名の男女を対象）というデータを見た時でした。

それによると，40歳前後では4分の1の人が，下顎の6歳臼歯が左右とも喪失しているというのです。また，50代になると，その奥にある12歳臼歯が失われ，60代になるとさらに上顎の奥歯も抜け落ちる傾向にあることが分かりました。

図1-9に，日本人に多い歯の喪失パターンを示します。

歯というのは，1本なくなれば，その隙間を埋めるように奥にある歯が自然に前のほうに動いてきます。6歳臼歯がなくなれば，後ろの12歳臼歯が前に倒

31

第Ⅰ部　子どもの歯の健康はあなどれない

れてくるため，歯の根が露出することなどから歯周病が進行し，その歯も抜けやすくなるということは理解できます。

　さらに，下顎の歯がなくなれば，上顎の歯のかみ合わせがなくなることからどんどん出てきて抜けやすくなるというのも理屈の上では分かります。

　では，そもそもどうして奥から二番目に位置している6歳臼歯が最初に抜けてしまうのか，当初その理由がまったく分からなかったのです。

　しかも，前述のように上顎の骨と下顎の骨とでは硬さが違い，上は軟らかく，下は硬くなっています。つまり，下顎の硬い骨に，それも一番根の部分の表面積が大きくてしっかり付いているはずの6歳臼歯が，どうして最初に抜けてしまうのか，どう考えても理解できませんでした。

　「歯は『歯周病』で抜ける」と習ってきたけれど，歯周病にかかる前の40代で，なぜ6歳臼歯が最初に抜けていたのかその謎を解決してくれたのは，前述のように担当校での学校歯科医としての経験でした。学校での検診の積み重ねから私が気づいた，小学校低学年の子どもたちのむし歯が特定の部位「下顎の6歳臼歯」であることと，ここで結び付いたのです。

　「子どもの頃からこの6歳臼歯だけがむし歯になることが多く，その後も治療を重ねていくうちにダメージが蓄積し，やがて40代になった頃には抜歯するしか手の施しようがなくなってしまうのではないか！」

　そう推察することができました。

6　奥歯が折れたり割れたりして抜ける謎

　歯の喪失のリスクは，歯周病が直接的な原因ではなく，子ども時代のむし歯に端を発するのではないか。私は，学校歯科医として子どもたちの歯を診ているうちに，徐々にその考えに確信を深めていきました。

　小さなむし歯であっても，再発を繰り返すと重症化し，やがて歯の喪失を招いてしまうこともあるからです。

　ここでもう一つ，奥歯が抜ける謎についてもふれてみましょう。

　私が学生の頃などは，「高度な歯科医療が進んだこの日本で，むし歯が原因

第1章 むし歯のこと，ちゃんと理解していますか？

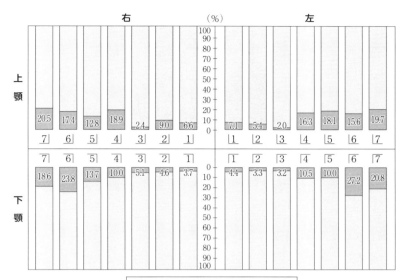

図1-10　44歳までに抜歯された部位別に見た抜歯の割合

出所：江口康久万「日本人の下顎第一大臼歯の齲蝕と歯の喪失との関係――下顎第一大臼歯の齲蝕による喪失が引き起こす，歯周病のメカニズム」『歯界展望』112巻5号，2008年11月号をもとに筆者作成。

で歯が抜けることはない」と教える指導的立場にいる歯科医師が結構いました。当時は歯が抜ける原因が「歯周病」だと思い込んでいる指導者がいたのです。

　私が子どもたちの6歳臼歯にむし歯が多いのをすごく疑問に思っていた頃，「8020推進財団」のデータを見つけ出しました（「8020」とは，「80歳になっても自分の歯を20本以上保とう」という運動です）。

　2005（平成17）年度のデータによると，抜歯された部位別の割合は，44歳までに下顎の6歳臼歯を4分の1もの人が失っています（図1-10）。これは他の歯に比べて突出した数字であり，前述の神奈川県歯科医師会の数字と一致します。

　歯を失う原因としては「歯周病」が一番多くて41.8％。次に「むし歯」が32.4％でした（図1-11）。

第Ⅰ部　子どもの歯の健康はあなどれない

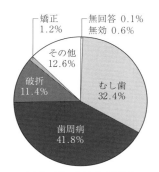

図1-11　歯を失う原因
出所：財団法人8020推進財団「永久歯の抜歯原因調査報告書　平成17年」をもとに筆者作成。

　何よりも私が非常に不思議に思ったのは，「破折」が11.4％もあったことです。破折とは，歯が割れたり，折れたり，ひび割れした状態のことで，そうなってしまうと抜歯するのが当時では常識でした。

　2018（平成30）年度のデータでも「歯周病」が37.1％，「むし歯」が29.2％，「破折」が17.8％と，むし歯，歯周病が1割減ったのに対して破折が急激な伸びを見せていました。

　一般的に破折というと，転んだり，ぶつけたり，交通事故に遭ったりして歯が折れることを想像します。しかし，こういった理由で破折するのは，ほとんどの場合が前歯で，奥歯が破折することはまず考えられませんし，少なくても私は見たことがありません。

　それなのに，1割以上の人が破折を原因に歯を失っている。いったいどういうことなのか，論理的な説明を付けるために私は悩み続けました。

7　永久歯を失う理由は実は幼少期のむし歯が原因

　奥歯が抜けるということで思い出したのは，歯の上の歯冠部分がむし歯治療後に金属の詰め物を入れた患者さんのことです。かむ力によって歯冠の金属部分が"くさび"のようになってしまい，歯が根の近くで折れてしまったのです。この残った根の部分を取るのに大変な思いをしました。

34

第1章　むし歯のこと，ちゃんと理解していますか？

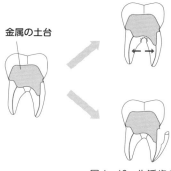

図1-12　失活歯の破折のパターン

出所：筆者作成。

　もしかしたら，こういった理由で折れたり割れたりした歯も「破折」としてカウントされているのではないか，そう考えたら納得がいったのです。
　歯というのは，一度治療しても同じところが二次的にむし歯になってしまい，それで歯が弱くなって欠けたり折れたりするパターンが多いものです。
　歯には二つの状態があり，神経のある「生活歯」と，すでに神経を抜いた「失活歯」があることをご存知でしょうか。神経が通って生きている歯を「生活歯」といいます。むし歯などで歯が痛くなるのは，そこに神経が通っているからです。しかし，むし歯が進行したり，外傷などで炎症が起きたりした場合など，やむを得ず神経を取る処置をします。このように，神経を取った歯のことを「失活歯」といいます。
　生活歯とは異なり，どうしても歯本来の形態が保たれてない失活歯は補強しても強度が落ちる場合もあり，歯と補強部分から再度むし歯になることも珍しくありません。また，かむ力によって失活歯が割れてしまうこともあります。
　治療して詰めていた金属が時間の経過とともに緩んできて，そこに大きなかむ力がかかることで，前述のように詰めていた金属がくさびのような役割を果たし，根が割れてしまうということはよくあります（図1-12）。
　また，詰め物が取れたのに，痛くないからといって放置していると，削って薄くなっていた歯は強度がないので折れることもあります。根が割れてしまっ

35

第Ⅰ部　子どもの歯の健康はあなどれない

たら，もう歯を抜くしかないのです。

　何度もむし歯になって治療を重ねて弱くなっている歯といえば……そう，子どもの頃に最初にむし歯になる6歳臼歯です。治療とむし歯を繰り返してどんどん弱くなった6歳臼歯が，40代になるくらいで限界を迎え，割れたり折れたりするために，抜くしかないという現実が見えてきました。

8　ミスリードされてきた歯の抜ける原因

　奥歯が外傷などで「破折」することなど，まず起こりません。抜けた個別の歯のデータを見ると，間違いなく，むし歯由来で「破折→抜歯」した歯を，単に「破折」として数えていたことが分かります。

　こうしたケースは，むし歯を原因とした由来の破折ですから，「むし歯」としてカウントしてもいいと思います。

　8020推進財団のデータでは，歯を失う原因を「むし歯」と「破折」とに分けていましたが，この二つを足したら2005（平成17）年で43.8％（図1-11），2018（平成30）年度で47.0％にも達します。つまり，歯周病（それぞれ41.8％，37.1％）で歯を失う数よりも多いことになるのです。

　それにもかかわらず，「歯が抜ける原因はほとんどが歯周病だ」と言われています。

　この謎を解くため，昔の資料を調べてみると，「昭和62年歯科疾患実態調査」というデータを見つけることができました（図1-13）。

　この調査では，歯を失う原因として，「全体」では歯周病が50％，むし歯が37％，その他が13％という数字がきちんと出ています。

　しかも，「15〜24歳」ではむし歯が70％，歯周病が10％，その他が20％と信頼性の高い数字が並んでいます。その一方で，「40歳以上」では，歯を失う原因の90％が歯周病（その他が10％）としています。

　このデータからいえるのは，本来なら「歯が抜ける原因の半分は歯周病だ」ということです。問題なのは，「40歳以上」という区分を意図的に無視，あるいは勘違いして，「歯を失う原因の9割が歯周病だ」とアピールした人がいた

36

第1章　むし歯のこと，ちゃんと理解していますか？

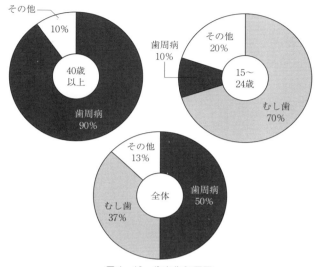

図1-13　歯を失う原因
出所：厚生労働省「昭和62年度歯科疾患実態調査」をもとに筆者作成。

と推察されることです。それがいつのまにか常識として広まってしまい，定着してしまったのでしょう。

　私が講演などで「歯が抜ける原因は何だか知っていますか？」と聞くと，全員が全員，口をそろえて「歯周病」だと言います。今では少なくなっていますが，歯科医師でもそう思い込んでいる人はいます。

　しかし，こういったデータがどこでも見られるようになった今では，その認識は間違ったものとして見直されています。

　現在では，むし歯の治療も削るのは最小限にするのが主流となっています。そのため，むし歯由来の破折の数は減ってきているはずです。

9　40代にして6歳臼歯が抜ける理由

　過去の治療法を振り返ると，むし歯の部分を削って，穴を開けたところに「インレー」という金属の詰め物を入れるしか手はありませんでした。私の歯

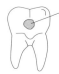
樹脂製の詰め物
切削量少ない→割れづらい

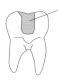
インレー
かみ合わせる面だけにむし歯があった場合でも，予防拡大として今後むし歯になる可能性の高い頬側面溝を削って被せる

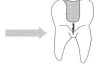
上から強い力がかかると前後に真二つに割れてしまうこともある

図 1 - 14 生活歯の破折のパターン

出所：筆者作成。

にも入っています。

その昔，子どもの口の中が「むし歯の洪水」といわれた時代は，患者数に比べて歯科医院が少なく，社会問題になったほどでした。

その頃は，むし歯になった部分だけでなく，その周囲の健全な部分まで削ることがありました。なぜそのようなことをするかというと，一つにはインレーが外れないような形に穴を開ける必要があったことと，もう一つには「予防拡大」という手法が取られていたことです（図 1 - 14）。

「予防拡大」というのは，将来的にインレーと歯の境目やかみ合わせの部分にむし歯ができる可能性が高いので，むし歯ができやすい部分をあらかじめ広範囲に削って，詰め物を入れるという考えです。

しかし，むし歯ではない健康な歯の部分を削っていくのですから，その範囲，量が大きければ大きいほど，それだけ歯は弱くなってしまいます。

その予防拡大された場所の一つが下顎の大臼歯の頬側面溝だったのです。この予防拡大の位置は歯の中央に位置し，初めはいいのですが，そこからさらにむし歯になったり，接着していたセメントが緩んだりした際に力が加わると，大臼歯の前後に根が分かれている部分を真二つに割ってしまうことがありました。神経を抜いた「失活歯」であればなおさら折れやすいわけです。

むし歯予防のためによかれと思ってやっていたことが，歯の喪失を早めるこ

ととなっていたのは皮肉なことです。

　むし歯治療として被せた物や補強した土台が，時間が経って緩んできたり，周りがむし歯になって弱くなったりしたところに，大きなかむ力がかかったときに，歯の根が折れてしまう可能性が高まります。強度が弱くなっているので当たり前です。根まで折れてしまったら，もう歯を抜くしかありません。

　つまり，歯を失っている原因は，歯周病由来などではなく，こうしたむし歯治療の経年劣化による「破折」であることが少なくないという事実が浮かび上がってきました。

　ただし，現在はむし歯の部分だけを削り取って修復できる良い充填材も登場してきているので，ご安心ください。削るのは最小限にする治療（MI：Minimal Intervention）が主流になってきているので，むし歯を原因として歯が折れ，最終的には抜くしかないということは減ってきているはずです。

　とはいえ，どうしても強度が必要なところは現在もインレーを用います。しかしながら，現在，インレーに使用されるパラジウムや金の値段が高騰していることから，インレーを用いると保険請求でいただける金額を越えてしまい，歯科医院は赤字になってしまいます。しかし，よほどの場合ではない限り，金属のインレーは用いないので，余計な心配は不要となっています。

10　データでも確かめられた 6 歳臼歯のむし歯と喪失の謎

　私が 6 歳臼歯のむし歯と喪失の謎を追究している過程で，「8020推進財団」が2005（平成17）年 3 月に出した「永久歯の抜歯原因調査　報告書」に出合いました。そこには，「歯別にみた抜歯主原因」として，歯の部位別に抜けた原因の割合が記載されていました。

　それによると，上顎の親知らずを除くと，全体の歯の中で下の 6 歳臼歯だけが，歯周病よりむし歯で抜けた歯の数が多いことがわかりました（表 1 - 4 ）。

　破折も当然，むし歯由来でしょうから， 6 割前後の 6 歳臼歯がむし歯を原因として抜けていたということになります。

　この数字を見て，やっと私は胸のつかえが取れた感じがしました。私が臨床

第Ⅰ部　子どもの歯の健康はあなどれない

表1-4　下顎の6歳臼歯の抜歯の要因

	むし歯	歯周病	破　折
右　　側	39.9%	33.6%	17.4%
左　　側	43.4%	29.3%	17.4%

出所：江口康久万「日本人の下顎第一大臼歯のう蝕と歯の喪失と
　　　の関係——下顎第一大臼歯のう蝕による喪失が引き起こす，
　　　歯周病のメカニズム」『歯界展望』112巻5号，2008年11月号
　　　をもとに筆者作成。

で感じていたことがデータ上からも正しいと確かめられたからです。

　しかし，喜んでばかりはいられません。なぜなら，この数字は子どもの頃の歯みがき指導が十分ではなかったことを示す最悪の結果でもあったからです。

　確かに私の推察は当たりましたが，歯の中でも大切な6歳臼歯が，主にむし歯を原因に早期に抜けていく事実を突き付けられて，私は言いようのない大きなショックを受けたのです。

　例に出した下顎だけではなく，上顎にしても破折が原因で抜かなくてはいけなくなった6歳臼歯が右側で15.8%，左側で14.6%でした。先程も示したとおり，根の形態の問題で下顎の6歳臼歯のほうが多く折れているだろうという仮説も証明されました。それにしても奥まった場所にある歯がぶつけてポロリと抜けることはなかなか想定できません。つまり，この数字のほぼすべてがむし歯由来にカウントしてもよいと考えられます。

　こうしたデータがあっても，「歯は歯周病で抜ける」と思い込んでいる人がいっぱいいたのです。また，中高年で歯が抜けることと，子ども時代のむし歯の関連性が言及されることはまったくないままでした。

　私は「子どもに対する歯みがき指導の重要性を一刻も早く世に知らせなくては！」と心がはやりました。

　そこで，私は2008年に「日本人の下顎第一大臼歯のう蝕と歯の喪失との関係」というテーマでの論文を執筆し，その発表を機に，これが歯科界でも話題になりました。2012年には同テーマで第二報も発表して多くの人に知っていただくことになりました。

第1章　むし歯のこと，ちゃんと理解していますか？

　私が学校歯科医を務める中尾小学校が2008年に「神奈川県最もよい歯の学校」を受賞し，「神奈川県歯科保健優良校」も連続で受賞していたこともあって，2008年，2009年と連続して横浜の関内ホールで「6歳臼歯を守って一生自分の歯で過ごそう」というテーマで講演し，養護教諭をはじめ多くの学校関係者に伝えることができました。その後も全国の自治体や学会からも要望があり，全国各地で講演を行うようになりました。

　研究者の中には，「第一大臼歯が大切なことも，むし歯になりやすいこともよく知ってはいたけど，最終的にむし歯を原因としてこんなに早い段階で抜けていたのは知らなかった」と率直に言ってくださる方もいます。

　私たち歯科医師は子どもたちの6歳臼歯にむし歯が多いのは知っていましたし，大切な歯だということも重々承知で，それについて書かれた文献もこれまでに山のようにありました。しかし，その大切な歯が歯周病を原因としてではなく，子ども時代のむし歯が原因で抜けてしまうということは，それまで知られていなかったのです。

6．歯を大切にしないと歯だけでなく命まで失うことに

1　自分の歯で一生過ごすためには二つのむし歯に注意

　6歳臼歯は子ども時代に最初にむし歯になり，その後に何度かむし歯になって治療を繰り返していくうちに根がダメになり，40代にその歯が抜けていって，さらにかみ合わせの問題から，最終的に隣や上の歯が抜けていく，そうした連続性，負の連鎖を招く可能性があることが次第に明らかになってきました。

　実際に6歳臼歯の次に抜けている歯は下顎の第二大臼歯です。第二大臼歯は，中学校に入る前後の12歳くらいに生えてくることから「12歳臼歯」とも呼ばれています。

　12歳臼歯も6歳臼歯と同じような形状をしている上に，同じような萌出の形態を取ることから，6歳臼歯同様に頬側面溝にむし歯ができて穴が開くことが

41

第Ⅰ部 子どもの歯の健康はあなどれない

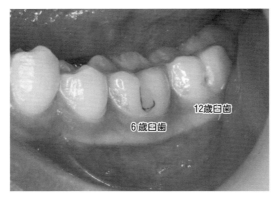

6歳臼歯の頬側面溝のあった部分に白いレジンで治療した経験を生かすことなく、12歳臼歯の頬側面溝にもむし歯を作ってしまっている

写真1-5　6歳むし歯と12歳むし歯

写真提供：筆者撮影。

あります（写真1-5）。私は、「6歳むし歯」になぞらえて「12歳むし歯」と呼んでこの年齢に近い子どもに注意しています。

　12歳臼歯も、生えてきてすぐにむし歯になってしまうケースが多いのが特徴で、6歳臼歯同様、中高年になると抜けてしまうところも似ています。

　逆に考えると、子どものときにこの6歳臼歯と12歳臼歯のむし歯の二つを防ぐことができれば、将来的に歯の欠損につながる確率は非常に低くなります。

　だいたい、どちらの歯も完全に萌出してからはむし歯の発生は著しく低下します。だからこそ、生え始めの時期の歯のケアは非常に大切になるのです。

　その時期にむし歯にならないように指導ができれば、将来的にむし歯が減り、年を取ってからも歯を失う可能性が減っていきます。そのためには、まずは6歳臼歯をむし歯にしないように、就学時健康診断からしっかり指導することが何よりも大切です。

　6歳むし歯から子どもを守るのは保護者の責任です。しっかりと守ってあげる必要があります。

　一方、12歳むし歯に関しては、小学校の6年間で子どもたちが歯の健康を学

第1章　むし歯のこと，ちゃんと理解していますか？

んで，自分自身で守るのが理想です。「自分の歯は自分で守る」という自律心を持ってほしいのですが，そうもいかないことは承知しています。

　12歳といえば，ちょうど親の手を離れて，コンビニなどで好きなお菓子を自分で買うようになる頃です。そして，中学生ではまだ学校で学校歯科保健活動がある程度行われているためか歯への関心があるのですが，自由度が一層高くなった高校生ぐらいになってからのむし歯が実は増えているようです。

　いずれにせよ，小学生のうちはきちんと歯みがきができているか，保護者の方には時々見ていただきたいと思います。

　子どもたちの未来のためにも，12歳臼歯が完全に出てくるまでは「仕上げみがき」を続けてほしいとお願いしています。

　子どもの健康を一生支える歯を守ることに関しては，「過保護」ということはありません。

2　むし歯が原因で死ぬこともある

　歯が大事であることは分かっていても，心のどこかで「ま，歯が悪くたって死にはしないよな」などと軽く見てはいないでしょうか。

　2007年，アメリカの貧しい家の子どもがむし歯の治療を受けられず，むし歯菌が脳に入ってしまって亡くなったということがありました。たった5,000円ほどの治療費だったらしいのですが，アメリカには日本のような国民皆保険の制度がないので，気軽に医療機関にかかることができなかったのです。

　同じアメリカで2011年，24歳の男性が親知らずのむし歯が原因で多臓器不全を起こして死亡したという事例も報告されています。

　2013年には，イタリアのシチリア島に住む18歳の女性がむし歯を治療せず長い間放置していたことによって歯が炎症を起こし，それが原因となって肺炎と敗血症によって亡くなっています。

　歯科医院に行かなかった理由はそれぞれ違うでしょうが，「痛い」という危険信号を歯が発しているにもかかわらず，それを放置したのは同じパターンです。その結果，口腔内細菌が血液を介して脳や肺を含む全身に行きわたり，や

43

第Ⅰ部　子どもの歯の健康はあなどれない

がて免疫の機能不全をきたして死に至ってしまったのです。

　日本においても，江戸幕府の徳川家14代将軍の家茂という人は，むし歯が原因で死んだのではないかといわれています（コラム①）。

　また，幕末に尊攘派志士との抗争に明け暮れた新選組の二番隊隊長，永倉新八は，明治新政府軍の銃弾でも刀でもなく，むし歯によってその命を絶たれました。激動の時代を生き抜いた永倉でしたが，むし歯を原因とする骨膜炎と敗血症を併発し，大正4年に北海道小樽にて死亡しています（享年77）。池田屋事件や鳥羽伏見の戦いなどで活躍し，「一に永倉，二に沖田（総司），三に斎藤（一）」と言われたほどの剣の達人も，むし歯には勝てなかったのです。永倉新八は「明治の死に損ない」として近年『るろうに剣心』（和月伸宏作，集英社，1994-1999年）にも出ていたので，知っている子も多いはずです。

　「たかがむし歯」と思っている人もいるかもしれませんが，それによって命を落とす可能性もあるということだけは覚えておいてください。

　そして，「むし歯なんか抜いてしまえばいい」と考える人がいるとしたら，とんでもありません。野生動物にとっては，歯を失うことは「死」に直結するくらい，重大なことなのです。

　生命を維持するのに基本となる「食べる」ことがままならなくなると，死のリスクが高まるのは当然です。肉食獣では，牙を1本失うだけで獲物が獲れなくなる確率が増大し，生存競争で敗れる可能性が高まるのです。

　人間の場合，歯を1本失ったからといって直接的に死のリスクにさらされることはないでしょう。しかし，かみくだくことによって食べ物から栄養素を吸収する能力は明らかに落ちていきます。歯の本数と寿命に関しては，歯数が多い人のほうが少ない人より長生きだったという沖縄・宮古島での研究結果が報告されています。長い目で見れば，歯の本数が少なくなると人間の寿命に大きな影響を及ぼすことがわかっています。

第1章　むし歯のこと，ちゃんと理解していますか？

･････ ＊＊コラム①＊＊ ･････

健康を考えると徳川家は15代で終わってよかった？

　長年にわたって口腔機能が損なわれたままだと，口を中心に顔貌の変化が出てきます（第4章）。

　かつての封建社会においては，宮廷料理や殿様献上料理には毒味役がいました。漫画家で江戸風俗研究家だった杉浦日向子さんの著書『一日江戸人』（新潮社，2005年）によると，江戸時代の将軍は，万が一，食あたりなどあっては一大事，権力争いからの毒殺のリスクもあったことから，毒見の役人が試食して，30分ほど時間をおいて異常が出ないことを確認したそうです。

　しかも，同様の毒見をさらに2回するため，将軍が料理を口に入れるまでに2時間もかかり，どんな料理もすべて冷め切っていたといいます。

　将軍が「冷飯」を食べていたというのですから，まるで笑い話のようですね。

　将軍が食べるほどですから，その料理は手が込んでいて食べやすいものでした。よくかまなくても食べることができたので，咀嚼回数は少なくて済みます。そのため，咀嚼筋の発達が妨げられることになり，これが歴代続いてきたことから，将軍家の顎の形態に影響がでてしまったのです。

　第1章でも少し触れましたが，徳川家14代将軍の家茂という人は，むし歯が原因で死んだのではないかといわれています。

　死因の有力な説としては，脚気になって心不全を起こしたとか，次期将軍となる徳川慶喜の関係者によって暗殺されたなどもあり，意外にも謎に包まれています。

　ちなみに脚気は，玄米の胚芽部分に含まれるビタミン B_1 をそぎ落とした白米を食べる風潮が広まった元禄～享保時代から流行しました。特に，地方の侍や大名が，江戸に行くと足元がおぼつかなくなったり，寝込んでしまったりと体調を崩してしまうものの，故郷へ帰るとケロリと治ったことから「江戸患い」と呼ばれました。

　さて，将軍・家茂ですが，幕末の騒乱期，第2次長州征伐の途上，大坂城で享年21年と早死にしています。

　『骨は語る　徳川将軍・大名家の人びと』（鈴木尚著，東京大学出版会，1985年）によると，家茂の歯はむし歯でボロボロ，残っていた31本の歯のうち30本がむし歯だったといいます。

　家茂はもともと羊羹や氷砂糖，金平糖などが大好きだった上に，病床にあっても各地方の大名が砂糖たっぷりのぜいたく品を献上したようで，さらにむし歯が悪化したのは想像がつきます。家茂は甘いものだけを選んで食べたことから栄養のバランスが崩れ，ビタミン B_1 が不足したことから脚気にもなっていたと考えられます。

　近年の研究では，むし歯の原因であるミュータンス菌が脳出血と関係があるということが，国立循環器病センターの猪原匡史・脳神経内科医長らのチームから報告

45

第Ⅰ部　子どもの歯の健康はあなどれない

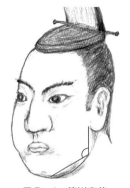 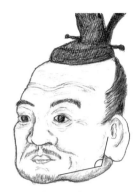

図①-1　徳川家茂　　　　　図①-2　徳川家康
出所：筆者作成。　　　　　出所：筆者作成。

されています。このことからも，徳川家茂がむし歯を原因として亡くなったという説は，さらに信ぴょう性が高くなったといえるでしょう。

　肖像画などで家茂の容貌を見ると，下顎のエラの角度（矯正学の分析では「下顎角」）がずいぶん大きくなっているような印象を受け，面長です（図①-1）。

　口の開閉をするための筋肉が発達することでエラが張り，筋肉を鍛えないとこの角度が大きくなっていきます。つまり，ものをかまなくなると，どんどんこの下顎角の角度が大きくなって，面長になっていくのです。

　顎を上げたり下げたりする筋肉が退化すると，エラが張らなくなっていって，スマートになっていきます。昔の人よりも現代人のほうが，顔が細長くなっているといわれているのは，食品が軟らかくなったことでかむことが減り，下顎角の角度がどんどん大きくなってきたということを意味しています。

　歴代の徳川家の将軍はみんな顔が細長かったと伝えられています。初代の家康はごつい感じのする角ばった顔でエラの角度もしっかりありましたが（図①-2），代々将軍となってぜいたくが許されるようになると，調理された軟らかいものばかり食べるようになり，顔も細長く変わっていったようです。

　江戸時代末期，日本に来た外国人が，「町民や庶民はみんなジャガイモみたいな丸い顔しているのに，徳川家だけがシュッとした顔をしている」と指摘しています。

　もし明治維新が起こらず，徳川家の天下が続いていたら……むし歯だらけで体調も悪い将軍ばかりになり，政治どころではなかった可能性があります。

　そう考えると，徳川幕府が260年で幕を閉じたのは，正解だったのかもしれませんね。

第2章
能力に合わせた指導でむし歯から子どもたちを守る

　むし歯の数が激減した現在，これをさらに減らし，むし歯ゼロを目指すためには子どもの年齢ごとの能力の変化によって指導も変えていく必要があります。いろいろな角度から得られた情報をもとに子どもに必要な指導法を実践することで，私の担当する学校では実際に効果を上げることができました。本章では，それらの具体的な実践記録とともに，ぜひ取り入れていただきたい「子どもにeみがき方」をご紹介します。

1．小さな大人ではない子どもの歯みがき

1　歯みがき時間は3分でいいの？　その根拠は？

　歯みがきにかける時間についてはさまざまな意見がありますが，目安として「3分」といわれていることは聞いたことがあるのではないでしょうか。

　実は，これは特に調査分析をして決めた数字でも何でもありません。あまり歯みがきが普及していなかった50年以上も前に，「だいたいこのぐらいみがけばいいだろう」という感じで言われ始めたものに過ぎません。特に根拠があっての時間ではないのです。

　ただ，この「3分」というのは大人にとっては妥当な時間だったため，現在でも用いられています。

　私としては，永久歯に生え替わったりする小学生がみがくには少し短すぎると感じます。

　歯並びによってもみがく時間に個人差が出てくるのは当然ですし，小学校には歯ブラシを動かさずに頭を動かすような児童もいれば，手首を上手に使ってみがく児童もいるわけです。学校内でお昼に一斉歯みがきをする際に，全員が3分で仕上げるのは難しいと思います。

47

第Ⅰ部　子どもの歯の健康はあなどれない

　もちろん，３分でもみがかないよりもマシですし，学校のスケジュールの都合で時間がつくれないことがあるのも仕方ないと理解できます。ちなみに，私の担当する担当校での「歯みがきタイム」は５分でした。

　小学校の検診では，歯の並びの悪いところが目立ってくると同時に，さまざまな面で自律心が芽生えてくる小学４年生のときに，改めて歯みがき指導を行っています。みがきにくく食べかすが残っているところを調べて教えてあげて，昼の歯みがきタイムが終わった後，その場所を10秒延長してみがくようにしてもらっています。

　保護者の方には，ご自身，あるいはお子さんがどのくらいできちんとみがけるのか知っていただくために，歯みがき後に一度，市販されている歯垢染色剤で歯を染め出してみることをオススメします。

　そして，鏡などでみがけていないところをチェックしながら，きれいにみがき終わるまでの時間を測っていただきます。その後は，その時間を目安にして，毎回みがいていくとよいでしょう。

　歯みがきの回数に関しても，「１日３回がいい」というよりは，「食事のたび」にきちんとみがく習慣を付けてもらいたいと思います。そして，その時間を生活の中にきちんと組み込んで，規則正しい生活をしてほしいと願っています。

　どうしてもみがけないようなときは，よくゆすぎ，１日１回でもいいですから，しっかり時間をかけてみがいてほしいと思っています。

２　大人と子どもでは歯みがきしにくい場所が違った！

　私が「６歳むし歯」の謎を解明し，新しい歯科保育指導を始めようと思ったのは17～18年前のことです。

　そのときにすでにむし歯の数自体は減っていましたし，それまでと同じように小学１年生から６年生まで一律の指導を続けていても意味がないのではないかと思っていました。

　すでに少なくなったむし歯を，どうやってゼロにしていくのか……。そこで，

私は二つの取り組みを行いました。

　まず一つは，子どもの歯のどこにどのようにむし歯ができるのかという現状を把握すること。この点については，第1章で述べたように，萌出し切っていない6歳臼歯の頬側面溝にプラークがたまり，完全に萌出したときにはすでにむし歯ができているということを突き止めました。

　そしてもう一つが，「子ども」を知る，理解するということです。

　私は，多くの子どもたちと接する中で，子どもたちからたくさんのことを教わってきました。

　特に深く心に刻み込まれたのは，「子どもは小さい大人ではない」という，フランスの教育者ジャン＝ジャック・ルソーの教育論『エミール』にある有名なフレーズです。

　もともと言葉としては知ってはいましたが，それはあくまで知識としてであり，実体験を通して体得したものではありませんでした。しかし，担当校で子どもたちを注意深く観察していくことで，この言葉が真理であることがわかってきました。

　大人には当たり前にできることも，子どもにはできないこともあります。そんな当然のことを再認識した上で子どもたちの行動を見てみると，歯みがきがまさに大人と同じようにはできない行動であることに気付いたのです。

　そこで，子どもの成長の段階に合わせた指導をきめ細かく行っていくために，私自身が子どもをもっともっと理解する必要があると考えました。

　例えば，歯学部の学生たちに「歯みがきしにくい場所はどこですか？」と聞くと，「上顎大臼歯部の頬側と下顎大臼歯部の内側」の二か所を挙げるはずです。

　確かに，上顎の頬側は，頬の粘膜が当たって，奥歯のほうに歯ブラシが入れづらいのでみがきにくいのは事実です。また，下顎には舌があるため，歯列の内側がみがきづらいのも本当です。実際に一般の大人ではその部分にプラークがついていることが多く，歯学部でも習うように，この答えが正解です。

　しかし，これはあくまで大人に対しての「正解」であって，子どもにはまっ

49

第Ⅰ部　子どもの歯の健康はあなどれない

たく当てはまらないことを，私は学校歯科医の活動を通して思い知らされました。大人の歯みがきとしては正しい話であっても，子どもにとって正しいとは限らないという一例です。

　私は自分の経験をもとに，2012年に歯科論文誌『歯界展望』で「6歳むし歯の問題点と歯磨きの利き腕による影響」という論文を発表しました。第1章に示したように大人にとってみがきにくいはずの舌側ではなく，みがきやすいはずの下顎の6歳臼歯の外側（頰側）に，子どもの場合はむし歯ができる謎について考察したものです。

　学校歯科医であっても，6歳むし歯を疑問に抱かなければ，大人がみがけない部分をそのまま子どもに当てはめ，勘違いしたまま歯みがき指導をする可能性があります。それでは，6歳臼歯の最初のむし歯を見過ごす恐れがあり，将来失ってしまう可能性が高くなるのです。

　ここで歯科医師が肝に銘じなければいけないのは，子どもは決して「小さい大人」ではないということです。大人への階段を一歩ずつ上っている子どもたちの能力に合わせて歯みがき指導をしてあげるのが私たち大人の役目です。

3　子どもたちのアンケートで分かった歯みがきができない理由

　学校歯科医になった当初は学校検診を正確に判定，記録することで精いっぱいでした。ごくたまに学校に顔を出して，子どものこともよく理解せずに，いたって簡単な指導をしていたと思います。数年経過した頃，この検診結果のデータが積み重なったのを見て，個人あるいは学校の記録として眠らせておくのではなく，もっと有効な活用法があるのではないかと思いました。そして，それにいくつかの気になっていたことを調査，分析することができれば当事者だけでなく，これからの子どもたちにも役に立つものになるだろうと考えました。

　そこでまず，子どものむし歯を把握するためにいくつかの取り組みを行うことにしました。

　手始めに小学1年生から6年生まで全員の口の中を見て，どこにどういうプ

ラークが付いているのかチェックしたり，口腔内カメラで全校児童の口の中を撮り，それぞれの児童に自分の口の中がどうなっているのかを見せたりしました。そうしたことをいろいろとやっていくうちに，子どもたちのことが少しずつ分かってきました。

　例えば，口腔内カメラで口の中の様子を見せると，小学3年生くらいになるとすごく反応がよく，興味を持ってくれますが，1〜2年生は興味どころか，何の反応も見せてくれません。

　ただ単に興味がないだけかと最初は思っていましたが，いろいろと調べていくうちに，そうではないことが分かりました。実は，子どもたちの目の問題と，空間を把握する能力の問題に関わっていたのです。

　どういうことかというと，小学1〜2年生の場合，「口の中」という空間をそもそも認識していないので，モニターで自分の口の中を拡大させて見せても，それが何なのか自分の体の一部であることに結びつかなかったのです。

　私たち大人は自分の口の中の構造を理解していますが，低学年の子どもはそうではありません。小学3年生くらいになってくると，ようやく立体感覚が身に付いてきて，口の仕組みも把握できるようになり，モニターで見た映像が自分の口の中と結びつくのです。

　このことが分かったのは，実は歯みがきのアンケート結果からでした。巡回衛生士が歯みがきの検査を行って，いいほうからA（とてもきれい），B°（少し汚れている），B（汚れている），C（すごく汚れている）と評価していくのですが，そのときに「何分歯をみがいているのか」「1日何回みがいているのか」「鏡を見ながらみがいているか」などアンケートを取ってみたのです。そして，歯の汚れと歯みがきの仕方に何か関連があるのか分析してみました。

　すると，不思議なことに，小学1年生から4年生までの回答では「鏡を見て歯をみがく子どもたち」のほうが「歯が汚れている」という悪い評価が少しだけ多かったのです。これはいったいどういうことか？　普通に考えると，鏡を見てみがく子のほうが，みがく場所をきちんと意識するはずなので，評価は高くなると予想していました。

51

第Ⅰ部　子どもの歯の健康はあなどれない

　そのときは理由が分からず，「小規模なアンケートだから，こういうことも
あるんだろう」くらいにしか思っていませんでした。

　しかし，その後に口腔内カメラで口の中を見せたときの小学1〜2年生の反
応から"目で見る能力"の問題に行きつきました。

　目で見て立体感や奥行き感を理解するという能力が，低学年はまだ備わって
いないことに私は気が付いたのです。

4　子どもにとって1〜2歳の差はとてつもなく大きい

　意外なことかもしれませんが，「目」の働きの発達は歯みがきにも大きな影
響を与えます。

　目は，生後間もなくは明暗の判別しかできませんが，1か月くらいで形が認
識できるようになり，2か月で色を識別，4か月で眼球が動いてモノを追うよ
うになります。

　小学校に入る5〜6歳くらいになると，視力は1.0くらいまで高まりますが，
両眼で見たものを立体として感じる能力や距離感を認識するような能力はまだ
まだ未完成な状態です。それは小学校に入ってから高まっていき，やがて完成
していきます。

　しかし，鏡を見て，同じものが映っていることや，それが左右反対になって
いることを理解するのは，ある程度成長して脳が働かないとできません。

　歯みがきをする場合，そこに手の動きが加わります。子どもたちは，体や各
器官を働かせる学習をしている最中なので，その部分では成長に差が出てくる
場合があります。そこで，「もしかしたら……」と思って，先ほどの「鏡を見
て歯をみがく子どもたち」のデータを小学1〜2年生と3〜4年生で分けてみ
ました。

　すると案の定，小学1〜2年生では鏡を使っている子どものほうが「とても
きれい」というＡ評価は少なくそれ以外の評価が多かったのです。一方で，3
〜4年生では鏡を見ているほうが「とてもきれい」というＡ評価が多かったこ
とが分かりました。

52

第2章　能力に合わせた指導でむし歯から子どもたちを守る

　これは何を意味するかというと，小学1～2年生は鏡を見ても，どこをどうみがいているのか分からなかったのに対し，3～4年生は鏡で自分の口の中のどこをみがいているのか理解できているということ。まだ自分の口の中がどうなっているのかも分からない子どもたちが，鏡を見ながらみがくのは非常に難しいどころか，むしろ歯みがきを邪魔しているということが分かったのです。

　最初は，小学1年生から4年生までのデータを一緒にして評価していたので，不思議な結果になっていたわけです。

　こうしたことから，小学1～2年生に口腔内カメラを使って口の中を見せても意味がないことも分かりました。

　大人であれば39歳も41歳も大して変わりありませんが，幼ければ幼いほど1～2歳の違いは大きいものです。同じ小学生であっても，学年によって指導法やアドバイスの仕方を変えなくては伝わらないことを，私は学ぶことができました。

　幼い子どもには口の奥行き，立体感はつかみづらいので，ぜひ家族がサポートして歯みがきをしてもらいたいと思います。

　子どもは親の歯みがきを見ながら上手にみがけるようになっていくものですので，ぜひいいお手本になってあげてください。

5　体の発達の途上で大人のような歯みがきができない

　特に小学1～2年生の場合，ブラッシング指導を行っても，本人がどの程度理解しているのか，そしてきちんと覚えてくれているのか，まったく確証が得られませんでした。そのため，直接子どもたちに指導するよりも，保護者の方へのブラッシング指導を徹底したところ，大きな効果を生むということがはっきりしました。

　そもそも，子どもたちの歯みがきの仕方は大人とはまったく違うことを，私は学校現場で子どもたちの歯みがきの仕方を観察して気が付くことができたのです。皆さんも自分のみがき方を思い出してみてください。大人の場合は右の歯をみがくときも左の歯をみがくときも，肩がある程度固定されて，腕全体が

53

第Ⅰ部　子どもの歯の健康はあなどれない

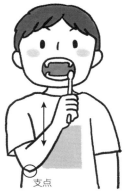
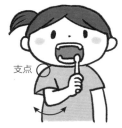

大人みがき
主に肘関節の屈伸運動

子どもみがき
（小学校低学年くらいまで見られる）
肩関節を中心に腕全体を
動かしてしまう

支点

支点

図 2-1　大人みがき，子どもみがき（大人と子どもの腕の動かし方の違い）
出所：筆者作成。

左右に大きく動くということはないはずです。大人は肩の関節は動かさず，肘関節の屈伸と手首の関節を使って歯をみがきます。ところが，小学校低学年までの子どもは，そうした動きができません。どのような動きになるかというと，肘や手首の関節はほとんど動かさず，肩を動かして歯をみがくのです。特に，利き腕とは反対側の歯をみがくときは，肩を中心にして腕全体を左右に大きく動かします（図 2-1）。そして，ほとんどの子はこのときに肘を高く上げていることが多いと気が付いたのです。

腕全体を左右に大きく動かすようなみがき方ではストロークが大き過ぎて，歯の細かい一点を狙ってしっかりみがくことが難しくなります。肩を支点として腕を振るので，特に歯ブラシを持つ手の反対側の奥歯に歯ブラシが届きづらくなるだけではなく，腕全体を支えるほど肩の筋肉も発達していないため，奥歯 1 本を狙ってみがくように指導しても，いつの間にか腕が下がってきてしまいます。

そのため，その時点では一番奥にある 6 歳臼歯の汚れを落とし切れないということが起こります。結果として，利き手とは反対側の歯（右利きでは左側の

歯）にむし歯が多くなるという現象に繋がることが判明したのです。

　低学年の子どもたちに一生懸命指導しても，どうしても肩が動いてしまい，指導した通りにはできません。みがきたいポイントも狙えないので，きちんと歯の汚れを落とせないのでむし歯になってしまうのです。

　これは子どもたちが悪いのではなく，体の発達の途上で，そうした動きができないだけです。私は，このみがき方を「子どもみがき」と呼んで，特に利き腕の反対側の奥歯がみがけていないことを保護者に注意喚起しています。

　子どもは単純に小さい大人ではないということも，こうした点からも分かりますね。

6　子どもに大人のマネをさせても歯はきれいにならない

　体の発達には順番があり，体幹に近いところから発達していきます。そのため，幼い子どもたちは指先が器用ではありません。

　また，体格も筋力も大人とはまったく違います。大人だと手首を使って歯をみがくことができても，子どもたちには同じようにできないのです。

　例えば，就学前の子どもに歯みがきを教えるときには，歯ブラシの握り方にはあまりこだわらず，歯に当てる部分に気持ちを集中させたほうがよくみがけることも分かりました。

　これまでこうした大人と子どもの違いを理解しないで，歯みがき指導が行われていました。子どもたちの体を見て，彼らに合ったブラッシング方法を教えてあげないと，ただ歯をみがいたふりで終わってしまい，汚れは落とせないことになります。

　子どもたちが肩から大きく腕を動かして歯をみがいていることは，小児歯科医の中にはお気付きの方もいます。しかし，それがもたらす不具合に思いが至らず，ただ「大人みがき」を時間をかけてやらせることに一生懸命という実情があります。

　大人みがきも時間をかけて学習すれば多少はできるようにはなりますが，子どもがきちんと歯をみがけるようになるもっと簡単な方法をご紹介します。そ

第Ⅰ部　子どもの歯の健康はあなどれない

の前に，子どもの成長・発育を詳しくみていきましょう。

2．子どもの成長発育を知る

1　大人には簡単でも子どもには難しい空間認識

　我々はどうしても大人の目線で物事を考えてしまいがちです。しかし，これまで述べてきたように，大人と子どもは違います。体の大きさはもちろん，口の大きさ，体のつくり，空間認識の点などから違うのですから，その違いを考慮した上で，子どもを指導してあげなければいけません。

　まだ立体感覚を体得していない子どもたちに，「鏡を使って歯を見ながらみがきなさい」と上から目線で指示したところで，能力的にできないこともあります。

　いくら正しいことであっても，できないことを指導しても意味がありませんし，何よりも子どもたちのむし歯を減らすことはできないでしょう。

　人間は生後8か月になると初めてハイハイをして動き回ることを覚えてから，肩を動かして何でもするようになっていきます。発達段階を経て，人間の動作は体幹に近いところから肩，肘，手首，指と発達し，指は小指から薬指，中指，人差し指，親指の順に進みます。つまり，歯みがきのような細かい動作は小さい子どもには不向きといえます。「歯をみがく」という，簡単にできそうな動作であっても，体が発達段階にある子どもには難しいことなのです。

2　子どもの体は一律に成長しないことをスキャモンの発育曲線から学ぶ

　子どもが成長するにあたって，臓器や器官の発育や発達にはある程度の順序があります。それを図にしたものが「スキャモンの発育曲線」といわれるグラフ図2-2です。これは20歳を発育の完成（100％）とした場合に，年齢ごとにどの程度成熟していくのかを曲線によって表わしています。

　子どもが年齢を重ねて成長していく中で，「一般型」「リンパ型」「神経型」

56

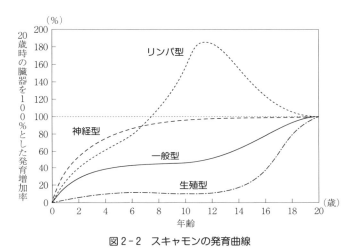

図2-2　スキャモンの発育曲線

出所：Scammon, R. E., "The measurement of the body in childhood, In Harris", J. A., Jackson., C, M., Paterson, D. G. and Scammon, R, E (Eds). *The Measurement of Man*, Univ. of Minnesota Press, Minneapolis (1930) をもとに筆者作成。

「生殖型」の四つのカテゴリーに分かれて，それぞれ発育のスピードが違うと考えられています。つまり，すべてが徐々に成長していくわけではなく，あるカテゴリーでは早く成長し，またあるカテゴリーでは他と比べてあとから成長するということがあるのです。

「一般型」というのは，身体的な成長を表したものです。身長，体重，臓器の発育を表し，2～13歳までは成長が緩やかですが，その後の第二次成長期になるとグッと発育スピードが上がります。

「リンパ型」は，免疫を司るリンパ組織の発育を表します。6歳を過ぎると100％を大きく超える発達をして，12歳頃から急激に低下するという，他の組織とは違う独特な曲線を描くのが特徴です。これは，子どものうちにいろいろな病気などを経験することで免疫ができていくことを表しています。

「神経型」は器用さ，リズム感に関わる神経系の発育です。脳や脊髄，感覚器の成長を表します。発育が早いのが特徴で，2～3歳頃に急激に成長し7～8歳頃までに80％近くまで発育します。

第Ⅰ部　子どもの歯の健康はあなどれない

　「生殖型」は，男女それぞれの生殖器の発育を表します。思春期の14歳頃から急速に発育していきます。

　私は子どもたちの歯みがきの腕の動きに注目してきましたが，腕の一部として「一般型」の成長をすると思っていた指の動きが，実は「神経型」の発達をしていることを知りました。つまり，体の成長と指先の器用さは違うスピードで発育していたのです。

　この成長のズレは，かみ合わせをつくる上顎と下顎にも見られます。人間の頭蓋骨は2歳半で一番成長し，同時に脳も一番大きくなります。そして11歳くらいで大人と同じくらいの大きさになるといわれています。

　上顎は，脳や眼球など「神経型」の器官を包む頭蓋骨につながっています。つまり，上顎は早い時期に成長し，2歳半をピークにだいたい11歳で成長が止まります。

　ところが下顎は，身長が大きく伸びるときに成長する手足の骨と同じです。つまり，上顎は「神経型」の影響を受けて早く成長し，下顎の骨は「一般型」と同じく子ども時代は緩やかに，そして12〜13歳くらいから急激に成長するという違いがあったのです。

　赤ちゃんの顔を思い出してください。みんな，まん丸い顔をしています。しかし，第二次成長期を越えるとだんだん顔が長くなっていきます。

　こうしたことから，反対咬合（下の前歯が上の前歯よりも前に出ている状態）の子は早く治療するべきだといわれます。なぜかというと，前歯が生え替わる6歳くらいで反対咬合になっているのを放っておくと，12〜13歳くらいの第二次成長期が始まると下顎全体がさらに大きくなるので，もっとひどい反対咬合になってしまうからです。

　頭の骨（頭蓋骨）は脳や目などを包んでいるのでその成長の影響を受け，神経型の成長の性質を持っている部分（上顎骨を含む上の部分）と，一般型の成長の性質を持っている部分（下顎骨）で構成されていることは，私のような矯正治療を学んできた歯科医師にとっては常識ではありますが，保護者の方などにもぜひ知っておいていただきたいと思います。

58

第2章　能力に合わせた指導でむし歯から子どもたちを守る

　幼稚園等や小学校などに通い始めると，保護者としては他の子との成長の差が気になることでしょう。成長発育していく段階で，子どもたちはいくつもの壁を越えていかなければなりません。

　よくいわれるものに，内面的成長に体の成長が伴わない「9歳の壁」「10歳の壁」があります。8〜9歳で神経系の成長が8〜9割方できているのに，一般型が追いついていないために起きるジレンマです。頭で考えたことをやろうとしても，体でうまく表現できなかったり，大人のマネをしようとしても失敗してしまったりするので，それが壁となって悩んでしまうのです。

　いろいろな経験を積んで，それを乗りこえてきた保護者の皆さんにこの知識があれば，お子さんに上手にアドバイスでき，子どもが壁を乗り越える手助けができるのではないでしょうか。

3　同じ年でも成長に差が出るのは当然

　子どもの体や器官などは，それぞれの部分によって発達のスピードには違いがあることがお分かりになったと思います。ただ，それ以上に個人の成長にはもっと大きな違いがあります。子ども時代の同級生を思い出せば，大きな子もいれば小さな子もいたはずです。

　身長や体重の増加だけではなく，顎の成長に関しても個人差がものすごくあることは，研究などで携わることの多い小児歯科医や矯正医はよく知っています。矯正治療を行う際は，単純に年齢（暦年齢）ではなく，骨年齢で見て方針を決めていかなければいけない場合があるからです。

　そうしたこととは関係なく，学校というところは暦年齢で区切られているものですが，体の成長というのは人それぞれ違いがあって当然です。

　6歳になったら全員に6歳臼歯が生えるかというと，必ずしもそうではありませんし，声変わりや初潮の時期も一律ではないことは言うまでもないことです。

　運動能力にしても，同じ年齢であっても，できたりできなかったりバラツキがあるのは当然のこと。これは，できない子が劣っているとは言い切れず，暦

59

第Ⅰ部　子どもの歯の健康はあなどれない

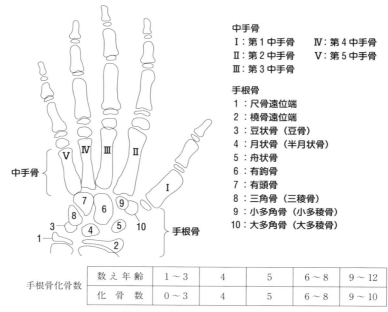

図2-3　手根骨から骨年齢の測定
出所：桑原洋助『小歯科矯正学』学建書院，1982年をもとに筆者作成。

年齢と体の成長（骨年齢）が影響していることもよくあります。

　骨年齢を評価する指針に「手根骨」があります。8個の小骨から構成された手のひらと手首のところの骨なのですが，この手根骨は出現する順番が決まっています。つまり，この骨が何本できているかによって，体の成長発育を評価できるのです（図2-3）。

　実は，骨というのは成長段階を評価しやすく，私たち矯正医はこの手根骨の数や成熟度などを評価しながら骨年齢を測定し，顎骨の成長予測を立てていきます。

　手根骨の成長は歯みがきをする際，歯ブラシを握ることにも大きく関わってきます。乳幼児はモノをつかむとき，手が大人には真似できないような不思議な形になることがあります。子どもの指やこれを構成するパーツも小さく，皮

第2章　能力に合わせた指導でむし歯から子どもたちを守る

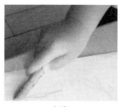
2歳

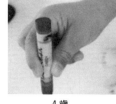
4歳

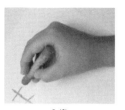
6歳

2歳頃までは，人差し指と親指の指先を合わせると，人差し指の第三関節と親指の第二関節がくっついている

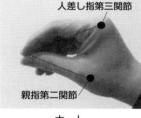
人差し指第三関節
親指第二関節
大　人

4歳以降になると人差し指と親指の指先を合わせると自然に人差し指の第三関節と親指の第二関節が離れる

写真2-1　年齢（手根骨の骨化）による握り方の違い

写真提供：筆者撮影。

膚も軟らかいのでできる技なのでしょう。大人の手と比較すると，手のひらの部分が丸くなっていて，まるで関節でもあるかのようです。

　実は，1〜2歳の子どもでは，まだ手根骨の骨化が全然進んでいないので，どんな握り方でもできてしまうのです。3歳くらいまでは，手根骨が三つできている子もいれば，一つもできていない子もいます。

　4歳くらいになると，ほとんどの子は手根骨が四つできます。このため人差し指の第三関節と親指の第二関節に距離が生まれることで，指先でモノをつまむことができるようになります。それまではクレヨンしか握れなかったのが，鉛筆を握ることができるようになるのもこの頃です（写真2-1）。

　あるとき，講演会で「箸の握り方や鉛筆の持ち方が同級生と比べて遅れていると悩まれている保護者の方がよくおられますが，単に骨年齢の違いでこういった差が生まれてくるのではないかと考えられます」と話したところ，終わってから保育園の先生が，「確かに鉛筆や箸の持ち方で悩んでいる保護者の

第Ⅰ部　子どもの歯の健康はあなどれない

方はいますが，ずっと悩まれている方はいませんね」と教えてくれました。

　同じ年の子どもでも，骨年齢の違いでできることに差が出てくるのではないかという私の考えを裏付けてくれるコメントをいただき，ホッとしました。

3．幼少期の歯みがきが脳を刺激する

1　歯みがきが子どもの知能を発達させる理由

　歯みがきなど，早い時期から手先を動かす習慣を付けていくと，知能の発達の手助けになることも分かってきています。

　「ペンフィールドのホムンクルス」という図があります（図2-4）。ちょっと気持ち悪いかもしれませんが，これはカナダの脳外科医ペンフィールド（Penfield, W.）が作ったもので，ホムンクルスというのは「小人」の意味です。

　ペンフィールドは，脳を電気刺激することで，大脳のどの部分が体のどの部分に対応しているのか，さらに脳の各部分の対応領域の大きさまでも解き明かしたのです。

　ちょっと気味の悪い絵に感じてしまうのは，体の表面積と脳が対応する部分の面積が必ずしも比例していないからかもしれません。

　例えば手や唇は，体の表面積に比べて対応する脳の面積が非常に大きくなっています。手と口（唇や舌）だけでほぼ半分を占めています。

　これは，人間が物事を認識するにあたっては，手や唇からの感覚情報が非常に重視されていて，その分，脳が多くの神経細胞を割り当てていることを示しています。

　普段よく使う器官で，多様で繊細な動きや感覚が必要なところ（手や唇）は，担当している脳の部分が発達し，脳の多くの部分を使っているということもできるでしょう。

　また，脳を大きく占めている器官をうまく刺激すると，効率的に脳を活性化できるようになります。特に，子どもが成長する時期に手や唇を動かすことは

第 2 章　能力に合わせた指導でむし歯から子どもたちを守る

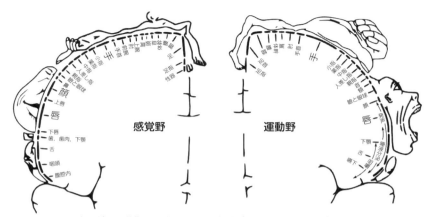

歯みがきの動作は運動野の大きな部分が使われていることが分かる
図 2-4　ペンフィールドのホムンクルス

出所：Penfield, W. & Boldrey, E. "Somatic motor and sensory representation in the cerebral cortex of man as studied by electrical stimulation". *Brain* 60, pp. 389-443 (1937) をもとに筆者作成。

脳の発達にも良い影響を与えます。

　小さい子どもで，手と唇を動かしてできることといえば，そうです。歯みがきが当てはまります。字を書いたり絵を描いたり，指を動かしたりすることもいいのですが，特に口にも関わる歯みがきの動作は，知能の発達にはすごく良いのではないかと考えられています。

　なぜなら，親きょうだいなど他の人がやっていることを確認しながらやらなければならないので，そこに「目」の動きも加わることから，歯みがきの動作をするためには運動野の70％くらいを使う必要があるからです。

　歯みがきは子どもの脳の7割を活発化させると思えば，保護者の方のやる気もでるかもしれませんね。

　ここでもう一つ大切なのは，4歳くらいになると利き手が決まるということです。ということは，4歳くらいまでにある程度，手を動かして覚えるようなことをさせ，見極めてあげるようにしておかないと後に利き腕を換えるということになると大変なことになります。また，将来において器用さが左右されて

63

第Ⅰ部　子どもの歯の健康はあなどれない

しまう可能性があるので，描く，ちぎる，通す，つまむ，ねじるなど，指先を自在に動かすことはとても重要になります。図2-4のペンフィールドの図にも表れていますが，手は「第二の脳」といわれるくらい，大脳皮質と密接に繋がっているからです。指先を使った活動は，論理力などの知能や心の成長をも左右する基本的な能力を伸ばしてくれます。

　指先を器用に動かすことは幼児期に養い，身につけるべき大事な能力であり，運動能力をコントロールする大脳皮質を刺激して，その能力を伸ばしていきましょう。指先のトレーニングという意味でも，ぜひ歯みがきを活用してください。

2　目と手の協応と非対称性緊張性頚反射との関係

　子どもは，最初から器用に指先を使うことはできませんが，だんだんそれができるようになっていきます。ひも通しや折り紙，切り紙などの「遊び」を通じて，目から情報が入ると瞬時に手を動かすという「目と手の協応」が促進されていきます。私たちが日常当たり前のように行っている手の動きはいちいち命令して行っているのではなく，目が向いて見た瞬間に手は動いていることが多いと思いますが，こういった一連の動きは原始反射である非対称性緊張性頚反射と関係があります。非対称性緊張性頚反射は仰向けに寝かせた状態の乳児の頭を左右どちらかに向けると，向けた側の腕と足がまっすぐに伸びる反射で，反対側の腕と足は曲がった状態になります。母体の中で手足の筋肉を使う練習をし，胎児が産道を通る手助けをするといわれ，生まれた時から生後2，3か月頃まで見られます。これは目と手の協応の発達を支え，その後の読書や学習に大きな影響を及ぼす反射で，協調運動の発達の土台になります。子どもの時，人の動きをまねするときなどに役立つもので，スキップの動きがまねできない方は足の動きに問題があるわけではなく，反射や協調運動に問題があるようです。器用さなどにも関係するこの反射は，日本人は比較的優れているといわれています。

第2章　能力に合わせた指導でむし歯から子どもたちを守る

3　歯みがきの動作を始めたばかりの子どもはどうとらえているか

　これまで述べてきた小学生のデータからも分かるように，子どもは大人と違い同じモノを見ても目から入ってくる情報も少なく，さらに口の中がどうなっているという認識も経験もないのです。そのため，歯をみがくときに歯がどんな大きさのもので，どういう状態で並んでいるか瞬時に理解することができないのです。

　もちろん鏡もうまく使えず見るのに四苦八苦します。もう少し詳しく説明しますと視覚は両眼に写った左右の情報を重ね合わせ脳で合成して一つの像を結び，遠近感的イメージを高め立体的にどういうものか認識しますが，子どもにはこれが大人のように完成されていません。歯みがきをする際には，歯と歯ブラシに焦点を合わせ距離を測り，その状態で歯ブラシをどういう角度で当てどの力加減でやるのかを決めて動かさなければいけないのです。こういった動作は大脳皮質運動野が関与して行われていますが，この一連の動きを理解すると小脳が動きを覚え，無意識のうちにできるようになってきます。動きをよく体で覚えろといいますが，これは小脳を使ってスムースに動かすことをいっているのです。ここまで行くのには時間がかかります。年齢によってはとても難しい動作になりますので，はじめは歯ブラシを口に入れるだけになっても仕方がありません。

4　子どもたちの描いた絵が教えてくれたこと

　「目と手の協応」が進んでいるかどうかは子どもたちの描く絵にとてもよく表れます。絵を分析することで子どもたちの能力が把握でき，歯ブラシの使い方や鉛筆の持ち方などの成長具合も伝わってきます。

　年齢によって子どもたちの成長具合がどのように違うのか知るために，私は横浜市旭区のちとせ保育園と中尾小学校の協力の下，子どもたちに絵を描いてもらいました。

　その結果，1歳の子だとクレヨンなどを紙にたたきつけるようにして「点」くらいしか描けないことが分かりました。よく描ける子でも「棒線」や「大き

第Ⅰ部　子どもの歯の健康はあなどれない

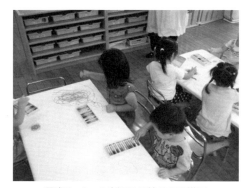

写真2-2　2歳児のお絵かきの様子
写真提供：ちとせ保育園にて筆者撮影。

な弧」でした。

　どうしてそうなるかといえば，肩を上下させたり，肩を回転させて描くためワイパーの様な動きになるからです。「描く」というより「描けちゃった」という偶然性によるもので，コントロールはできていません。

　2歳になると，弧が小さくなります。これは，肘が使えるようになったことを示しています。それまで偶然描かれていたものだったのが，それを覚え，描きたいものを決めて描けるようになります（写真2-2）。

　3歳になると手首が使えるようになり，少し細かいものが描けるようになります。4歳になると，モノを指先でつまむように握ることができることから，鉛筆を使えるようになります。絵は一つひとつ細かく描けるようになりますが，遠近感を持たせたり，重ねたりすることはできません。

　5歳くらいになると，描きたいものの全体を輪郭線で形づくるような描き方ができるようになります。ただし，顔を描きたいと思ったら顔だけが大きくなるといったように，描きたい部分が大きくなるなど，バランスが悪い絵が目立ちます。

　小学校に入ると，鉛筆を指先で持って，力の加減ができるようになり，さらに細かいものが描けるようになります。

第2章　能力に合わせた指導でむし歯から子どもたちを守る

　遠近感を持たせたり，輪郭が上手に描けるようになるのは中学年くらいに
なってからです。

　全校児童に歯の絵を描いてもらい，1年生，4年生，6年生で分析してみま
した。低学年では体全体，あるいは顔全体を描いて，その中に歯を描き込みま
す。顔がものすごく大きく，描いてある歯もすべて同じような形，大きさで，
直線的です。しかも，描くのは前歯ばかり。歯といっても前歯くらいしか意識
がないことが分かります。

　4年生になると，奥歯から歯を1本ずつ描き分けるようになり，ほとんどが
同じ形ですが，線は曲線が増えてきます。

　6年生だと，口の中に歯ブラシが入ってくるなど立体感が出てくる上に，歯
の形も1本ずつ違ってきます。中には鏡で自分の歯を見ながら，前歯と奥歯を
描き分けている子がたくさん出てきます。

　このように，絵からも子どもの成長の変化が見て取れるのです。

5　生活が便利になって手先が不器用に

　目で見たものに対して反射的に手を動かす「手と目の協応」の能力，つまり
手先の器用さは日本人がすごく優れているといわれてきました。

　ただ近年，日本人は不器用になってきているように思います。機械化，電子
化が進んで生活が便利になり，指先を使うような機会は確実に減ってきました。
針に糸を通して裁縫をするような場面もかなり減っています。鉛筆をナイフで
削ることもなくなりました。折り紙やあやとりに興じている子どもの姿を見る
のも珍しくなっているのではないでしょうか。

　すぐに役に立たないものはやらないような実利的な世の中になって，習字や
そろばん，ピアノなどの習い事も下火になっていると聞きます。私のような昭
和の世代ならば，学習塾よりもそういった習い事を親にやらされていた人も多
いと思いますが，実はそれが手先を鍛え，器用さにつながっていたのかもしれ
ません。

　箸を使うこともそうです。ひと昔前では箸を使えない子どもが話題になるく

67

第Ⅰ部　子どもの歯の健康はあなどれない

らいでしたが，今は昔ほど話題にもなりません。スプーンを使って食べても，食べることには変わりがありませんが，こうした小さな積み重ねから日本人の良さや器用さ，日本人らしさをどんどん失っているように感じます。実際，近年，日本の技術力の低下を感じる残念な場面にしばしば遭遇します。

　日本人の器用さを発達させたものに，文字の習得もあります。一般的な日本人であれば，ひらがな，カタカナ，漢字，そして英文字（ローマ字）まで読み書きできます。これほど多くの種類を使いこなす国民は日本人だけでしょう。国語の授業では，最初は学習ノートの大きなマスにひらがなを書いていたのが，やがて漢字になって，画数が増えるとともにマスが小さくなっていきます。こうした積み重ねが，小学生のうちに手の器用さを発達させ，実は日本人らしさを生み出しているのではないかと思っています。

　ビジネスや人的交流で習慣やマナーもグローバル化する流れは止めることができませんが，手先の器用さなど日本人らしさを消し去っていく"負のグローバル化"には一考が必要かもしれません。

　地球上に住む人たちが皆同じ価値観を持つようになればいい面もあるのかもしれませんが，そのせいで指先の器用さなどを育んできた日本の文化，伝統が軽んじられ，失われてしまうようなことはあってはならないと思います。

　ただ，日本人がいくら不器用になったといっても，長年にわたって積み重ねてきた器用さなどのDNAを受け継いでいるはずなので，鍛えれば取り戻すことができると思います。もちろん，こうした能力を大事に思って，習字やそろばんを習わせている家庭もあるはずです。

　残念ながら，指先を使うような作業が減ってきているのは事実です。そういう意味では，幼少期からの歯みがきも日本人の器用さを取り戻す一つのきっかけにも十分なるのではないかなとは思っています。

第2章　能力に合わせた指導でむし歯から子どもたちを守る

4．子どもの成長に合わせた歯みがき指導法「子どもにeみがき方」

1　子どもみがきをしている低学年におススメの「子どもにeみがき方」

　これまでに見てきたように，大人と子ども，子どもの年齢によって発達は異なります。子どもの立場で真っさらな状態で考えた結果，生まれたのが，新しい歯みがき法「子どもにeみがき方」です。このみがき方は，ごく簡単で効果的な方法です。小学校低学年に関しては，歯ブラシを持っている手の肘にもう一方の手を添えてあげるだけで，みがく効果がまったく変わってくるのです。このみがき方を「子どもにeみがき方」と私は命名しました（図2-5）。

　ちなみに，これまでの経緯と「子どもにeみがき方」の話を当時の日本小児歯科学会の朝田芳信会長にしたところ，「これまでは歯みがきは手首から先のことしか語られていなかった。子どもの体全体まで観察した歯科医師は今までいなかった」と言っていただきました。そして，その場でパソコンを開いてデータにアクセスし，「確かにうちの大学病院のデータも江口先生が言う通り，左のほうがむし歯が多いね」と，納得していただいたのです。

　力が弱い子どもや女性がテニスをするとき，両手でラケットを握ってボールを打つ場合があります。

　それと同じように，腕の力が弱い小学校低学年の子どもは，歯ブラシを持たない手を反対の手の肘に当てて，肘を動かないようにすると，大きくブレていたストロークが小さくなり，歯ブラシを細かく動かすことができ，狙ったところがみがけるようになります。

　これは，とても簡単なことですが，効果は絶大です。現在，中尾小学校の就学時健康診断のほか，横浜市旭区にあるちとせ会ちとせ保育園でもこの「子どもにeみがき方」を指導しています。

　今まで行われていた歯みがき指導は大人がやりやすいみがき方をおしつけていましたが，それは子どもにとってみがきやすいものではなく，さらにみがき残しを作る結果となっていたのです。

69

第Ⅰ部　子どもの歯の健康はあなどれない

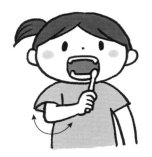
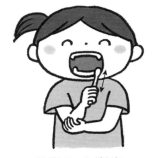

従来の子どもみがき
肩が動いて腕全体が動いてしまい，歯ブラシのストロークが大きくなるため，狙ったところがうまくみがけない

子どもにｅみがき方
歯ブラシを持たない手で肘を固定してみがくため，狙ったところがぶれることなくうまくみがける

図2-5　子どもにｅみがき方
出所：筆者作成。

　私ははじめてこの「子どもにｅみがき方」で指導した時の子どもたちの声を忘れることができません。私は歯みがきの効果の結果の向上しか考えておりませんでしたが，子どもたちから出てきた声は「疲れない！」「楽だ！」と想像を上回るものでした。子どもにとって大人と同じようにみがくのはやはり大変なことだったのです。私は子どもたちの声を聞いた時，歯みがきの効果以上に子どもたちの発達にあった方法を見つけ出したことを確信しました。

　この年齢のお子さんがいらっしゃる方は，簡単ですのでぜひやらせてみてください。

　この「子どもにｅみがき方」は，第75回全国小学生歯みがき大会に採用され，低学年向けのDVDの中に収められています。また，肩の筋肉の衰えた高齢者にも適していることから，「ｅみがき方」の呼び名で広まっています。

　多くの子どもたちが「子どもにｅみがき方」を実践し，むし歯がなくなることを願っています。

2 歯みがき指導をする際のみがき方と歯ブラシの注意点

「子どもにeみがき方」の手や肩の動きを学んだところで，次に歯をみがく際のおすすめの順番やみがき方，歯ブラシについて紹介しましょう。

最初にみがく歯を左下の6歳臼歯（左利きの場合は右下の6歳臼歯）に決めます。つまり，歯ブラシを持つ手の反対側の下の奥から始めましょう。

そして，歯ブラシの当たる臼歯だと2歯分，前歯だと3歯分を一つのブロックと考え，そのブロックを20回みがいたら隣をみがいていくようにするのがよいでしょう。それを決めずに左右適当にみがくと，どこをみがき終えて，どこをみがいていないかわからなくなってしまいます。歯みがきの順番の歌を作って，その順番通りにみがかせるのも効果があるでしょう。

また，歯並びがちょっと悪くてみがきにくいという場合は，歯ブラシを縦にしてみがくのがいいでしょう。小学校中学年くらいになったら，歯の生え具合も変化しているため自分の歯並びに合わせたみがき方を考えたほうがよいでしょう。

次に，注目したいのは歯ブラシについてです。担当校で行っている「歯ブラシ検査」の結果に注目すると，歯みがき検査でいい成績を取った人は，9割が歯ブラシも「よい」でした。歯ブラシは使い方や製品によっても違いがありますが，大体1～2か月すると毛先が開いてきます。この毛先の開いていないものを「よい」としています。毛先が開いている歯ブラシを持ってきた子でも8割近くが歯みがき検査でも成績が良かったのですが，大人の歯ブラシを持ってきた子や，そもそも家から歯ブラシを持ってこなかった子は，やはり歯みがき検査でいい成績は取れていません。

この結果から言えることは，歯ブラシが子どもの口の大きさに合っていれば，大人用の歯ブラシを使うよりも，毛先が開いてしまった歯ブラシのほうがよほどましだということです。歯ブラシに関しては，大は小を兼ねません。

3 普通の歯ブラシとワンタフト歯ブラシの使い分け

6歳臼歯が歯肉からまだ出ていない子どもや，歯が重なり合ってみがきにく

第Ⅰ部　子どもの歯の健康はあなどれない

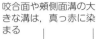
咬合面や頬側面溝の大きな溝は，真っ赤に染まる

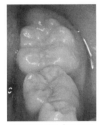
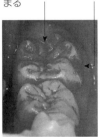
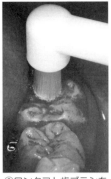
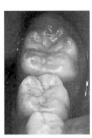

①普通の歯ブラシでみがいてもらった後は一見きれい
②染め出すと奥歯は手前の表面しかみがけていないのがわかる
③ワンタフト歯ブラシを使うと深い溝や歯と歯の間，後方にある歯肉の下までみがける
④染め出しても奥まできれいになっているのがわかる

写真2-3　ワンタフト歯ブラシで歯をみがく

写真提供：筆者撮影。

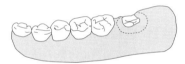
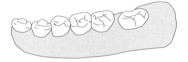

①6歳近くになると歯の一番後ろから6歳臼歯の一部が出てくる。歯が本来出てくる歯冠部分は歯肉とはくっついてはおらず，点線のところまで袋状になっている
②袋状になっている歯肉を取り除くとこのような感じで，まだ完全に出ているのではないので乳歯より一段低くなっている

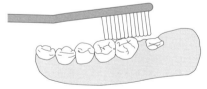
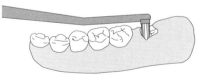

③普通の歯ブラシでみがくと，どうしても低い位置にある6歳臼歯には当たらない
④ワンタフト歯ブラシだと深い溝や歯肉の間にも入るので，今までみがけなかったところもきれいにみがける

図2-6　6歳臼歯の生え方とワンタフト歯ブラシのよさ

出所：筆者作成。

いポイントがある子どもは，「ワンタフト」の歯ブラシを使うといいでしょう。私は小学1年生にワンタフトの歯ブラシを無償提供し，保護者にその使い方の図を付けたプリントを渡しています。

ワンタフトだと，ブラシを立てて歯肉の境のところまで入れられるし，歯肉の下の部分もポイントでみがけるのが良い点です。そうすることで，今まで死角となっていたところがきれいになりますので，よりむし歯を防ぐことができるのです（写真2-3）。

特に6歳臼歯が見えてきたこのタイミングを見逃さないでください。

この時から6歳臼歯の歯みがきが始まります。特にこの時期の6歳臼歯はまだ十分に出てきていないため，普通の歯ブラシでは当たりません（図2-6）。もっとも完全に萌出していない時に気づいていない保護者の方も結構いますので，日頃から，しっかり口の奥まで見てあげてください。そして，仕上げみがきの時もワンタフト歯ブラシを使ってみがいてあげるようにしてください。

4 　「フッ素入り歯磨剤」でむし歯が減ってきた？

第1章でも「フッ素」という言葉が何度か出てきました。フッ素はミネラルの一種で，フッ素入りの歯磨剤のCMがテレビでも流れているように，フッ素は歯にいい成分として知られています。

フッ素はプラーク中のむし歯菌の活動を弱めることから酸の産生を抑制するだけではなく，歯から溶け出したエナメル質を修復する再石灰化を促進し，歯質を酸に溶けにくいように強化するなど，むし歯の発生を防ぐ効果があります。

ただし，「歯磨剤にフッ素が配合されたからむし歯が減った」などと，歯みがきの広告の受け売りをそのまま言っておられる方もいますが，私はそうは思っていません。

むし歯の数の急激な減少は40年くらい前から起きています。歯磨剤に高濃度のフッ素が入るようになったのはここ10年くらいの話で，少なくともそれ以前のむし歯の減少にはフッ素は関係ありません。

「むし歯半減運動」を1956（昭和31）年から36年間，歯科医師が歯みがき指導

第Ⅰ部　子どもの歯の健康はあなどれない

や生活習慣の改善に積極的に関わってきたからこそ，今日の歯みがき習慣の定着とむし歯の減少につながったのです。

　今から50年前は，まったく歯をみがかない小学生はたくさんいました。しかし，今はそのような子はいません。すべては「むし歯半減運動」を原点にした成果なのです。

　厚生労働省のデータによると，歯をみがかない人の割合は1969（昭和44）年には8.1％もいましたが，2016（平成28）年には0.4％まで激減しています。そして，8割近く（77％）の人が毎日2回以上歯みがきをするようになりました（昭和44年は16.9％）。

　学校歯科保健の研究大会でのこと，「フッ素を塗れば歯みがきなんて要らないんじゃないですか」という養護教諭まで現れたことがありました。

　フッ素は酸から歯を守るだけであり，むし歯を治すわけではありません。しかも歯肉炎にはまったく効果はありません。歯みがき程度の使用量では有害性はありませんが，過剰摂取すると副作用が心配されます。

　しかも，フッ素を歯に塗布したからといって，100％むし歯にならないわけではありません。楽しんでむし歯予防ができる方法があるのであればすがりたくなりますが，安全と言われても副作用がゼロではないフッ素を子どもに使わせるのであれば，日々丁寧に歯をみがいたほうが，歯肉炎も予防できるのでベストな方法だと思っています。

5　むし歯予防に「フッ素」は必須なのか？

　子どものむし歯を予防するために，学校などで集団でのフッ素洗口を一斉にするような動きが一部にありますが，よほど地域的にむし歯が多いところでない限り，私は必要ないと思います。

　昭和の時代のように，むし歯が一人に4本も5本もあるのだったらまだ分かります。しかし，今の日本ではむし歯が減っていて，12歳児においては平均すると1人1本にも達しない状況ですから，集団でのフッ素洗口の必要性はないと感じています。

第2章　能力に合わせた指導でむし歯から子どもたちを守る

表2-1　学会合同のフッ化物配合歯磨剤の推奨される利用方法

年　齢	使用量（写真は約2cmの歯ブラシ）	フッ化物濃度	使 用 方 法
歯が生えてから～2歳	米粒程度（1～2mm程度）	1000ppmF（日本の製品を踏まえ900～1000ppmF）	• 就寝前を含めて1日2回の歯みがきを行う。 • 1000ppmFの歯磨剤をごく少量使用する。歯みがきの後にティッシュなどで歯磨剤を軽く拭き取ってもよい。 • 歯磨剤は子どもの手が届かない所に保管する。 • 歯みがきについて専門家のアドバイスを受ける。
3～5歳	グリーンピース程度（5mm程度）	1000ppmF（日本の製品を踏まえ900～1000ppmF）	• 就寝前を含めて1日2回の歯みがきを行う。 • 歯みがきの後は，歯磨剤を軽くはき出す。うがいをする場合は少量の水で1回のみとする。 • 子どもが歯ブラシに適切な量をつけられない場合は保護者が歯磨剤を出す。
6歳～成人・高齢者	歯ブラシ全体（1.5cm～2cm程度）	1500ppmF（日本の製品を踏まえ1400～1500ppmF）	• 就寝前を含めて1日2回の歯みがきを行う。 • 歯みがきの後は，歯磨剤を軽くはき出す。うがいをする場合は少量の水で1回のみとする。 • チタン製歯科材料が使用されていても，歯がある場合はフッ化物配合歯磨剤を使用する。

出所：日本小児歯科学会・日本口腔衛生学会・日本歯科保存学会・日本老年歯科医学会「フッ化物配合歯磨剤の推奨される利用方法について」2023年をもとに筆者作成。

　もちろん"歯の健康日本一"に輝いた担当校でフッ素洗口を行うことはありませんし，昼の給食後の「歯みがきタイム」においては，歯磨剤を使用することすら一切ありません。データの積み重ねから，年齢に合った歯科保健指導を細かく行っただけで，きちんとむし歯を減らすことができたのです。

　「歯みがきタイム」では歯磨剤を使わないのですが，それは学校に流し台が少ないため，すすぐ回数を少なくして混まないようにしたかったのと，泡立つことで歯みがきがしづらくなる子どもがいるのが分かったからです。また，ミント系の爽やかな風味の歯磨剤を使うと，きちんとみがいていなくても，みがいた気になってしまうのも問題でした。

　むし歯の予防には，何よりも日々の歯みがきが大切です。それでも心配であれば，歯が出てきたばかりの時期が一番弱いので，その時期に歯科医院に行って，むし歯になりやすいスポットに局所的にフッ素を塗布してもらえばいいで

75

第Ⅰ部　子どもの歯の健康はあなどれない

しょう。また，6歳臼歯が見えてきたタイミングもいいでしょう。歯は少しずつ出てくるので月に1回，3か月にわたって塗ってもらうといいです。

　保護者の方々が多忙で，お子さんの歯のケアがなかなかできないという場合なども，歯科医院で予防的に歯にフッ素を塗ってもらうのはいいですが，先ほども述べたように予防効果は100％ではありませんし，必須なことでもありません。

　また，歯磨剤については，1回に使用する量は皆さんが思っているより少なくても十分です。

　フッ素の含有量などからも6歳以下は使用を制限している歯磨剤もありますので，お使いの歯磨剤の各メーカーのホームページをご覧いただいて，使用量などをご確認ください。また，2023年1月に4学会（日本小児歯科学会・日本口腔衛生学会・日本歯科保存学会・日本老年歯科医学会）より，合同の提言「フッ化物配合歯磨剤の推奨される利用方法」（表2-1）について発表されましたのでこちらも参考にしてください。

　　　　　　　　　第2章　能力に合わせた指導でむし歯から子どもたちを守る

···· ＊＊コラム②＊＊

人が高度な進化を遂げた理由は「咀嚼」にあった！

　永久歯を抜いた経験がある方なら，「サメのように歯が何度も生えてきたら便利だろうなぁ」と思われるのではないでしょうか。

　人間の場合，永久歯が抜けるともう二度と歯が再生することはありません。まさに“かけがえのない”存在，それが歯です。

　私は小学6年生の授業の中で，子どもたちに歯がぎっしり並んだサメの顎の骨を実際に見せて，「人間の歯と比べてどこが違うか考えてみよう」なんて話をします。

　「歯が折れた次から次に生えてくるんだよ。人間と比べて，サメのほうが便利かな？」と聞くと，やはり「便利でいい」と答える子が多いものです。

　ただし，サメは種類によっては1年間に2,600本も歯が抜けるそうです。単純計算すると，1日に7本ほど抜けることになります。

　「それって便利かな？　口の中，刺さっちゃったりしないかな？」なんて話を毎年，6年生の授業の中でしています。

　そして，本物のサメの顎の骨を見てもらいながら，「前歯から後ろの歯まで，まったく同じ形をしているでしょ。人間とは違うよね」と，人間の歯と何が違うのか説明していきます。

　人間の場合は前歯から奥歯まで形が異なり，サメの歯とは違って根っこがあります。サメの歯は，次に生えてくる歯が内側に用意されていて，何かあったら簡単に抜けるように根がありません。人間の歯は，永久歯になったら二度と生え替わらないので，歯の根の周りにある歯根膜という組織が骨とくっついています。そのため，外からの衝撃が直接伝わらないようになっていて，抜けづらくなっています。

　また，サメの歯は人間の歯と成分も異なり，どちらかというと骨に近い成分となっています。

　そして，歯の形にも違いがあります。

　人間が，前歯，犬歯，臼歯と形の違う歯を持っているのには理由があります。前歯は食べ物をかみ切って，犬歯で引き裂き，小臼歯，大臼歯ですりつぶすといった，それぞれ違う役目を担っているからです。

　実は，歯の種類がこれほど細分化されているのはほ乳類だけ。サメのような魚類，ワニのようなは虫類などは，前歯から奥歯まで完全に同じ形をしています。鳥などは飛びやすいように歯を軽いくちばしに進化させ，歯の代わりとしています。

　また，同じほ乳類でも，草食動物は食べ物を引き裂く必要がないので犬歯がありません。ウサギの「ミッフィーちゃん」はかわいいですが，もしウサギに犬歯がニョキッとあったら，ああいうキャラクターにはならなかったでしょう。

　ほ乳類以外の動物にとって歯とは，獲物を捕まえて丸飲みするための「手」に他

77

第Ⅰ部　子どもの歯の健康はあなどれない

なりません。口の中でかんで細かくすりつぶす「咀嚼」など，彼らにはできないのです。

　鳥の場合は，胃が二つあり砂嚢と呼ばれる部位に砂や小石を蓄え，すりつぶし消化を助けます。ご存じの焼き鳥の「砂肝」です。ワニの場合は胃の中に石が入っていて，その石で食べ物をすりつぶして食べ物を消化します。

　授業の中で"残念な動物"として紹介するのは「鵜飼い」の鵜です。鵜はアユを丸飲みするため，そのままきれいな状態で吐き出せるように訓練されて，一回呑み込んだアユは人間に食べられてしまいます。もし鵜に歯があったならば，かんだ瞬間にアユは商品になりません。そうであれば，鵜飼いそのものが存在しなかったことでしょう。鵜飼いの鵜は，自分で獲ったアユを人間に横取りされて，自分では食べられないかわいそうな鳥だといえます。

　丸飲みで味が分るのかどうか分かりませんが，どこかの飲料メーカーの社長が「人間は胃でも味を感じる」と言っていましたから，もしかしたら獲物を丸呑みする動物は胃で「この獲物，おいしい！」などと感じているのかもしれませんね。

　いずれにせよ，「咀嚼」ということをするのはほ乳類だけ，鳥や両生類，は虫類などはできません。

　咀嚼というのは，食べ物をかみ砕いて小さくして，飲み込みやすくするということです。口の構造からみると，筋肉で下顎を上下させています。上に上げる筋肉，下に下げる筋肉がそれぞれあり，下顎を動かすと30近い筋肉が動くことになります。そのため，口を動かすにはものすごいエネルギーが必要となるのです。

　歩いたり運動をしたりしたときに，ふくらはぎの筋肉が収縮することで血液を上半身へと押し上げる「ポンプ」の役割を果たしているという話を聞いたことがある方もいると思います。そのため，「足は第二の心臓」といわれることもあります。

　足元が狭く，足を自在に動かせない飛行機などに長時間乗ったとき，血行不良が起こり，血液が固まりやすくなります。これが，いわゆるエコノミークラス症候群ですが，そうならないようにするためには，ふくらはぎをマッサージして血流を良くする必要があります。

　これと同様に，口を開け閉めすることは，たくさんの筋肉が動くことで，脳に血液を送るポンプの役割をしているのです。

　前歯，犬歯，小臼歯，大臼歯と細かく分かれていて，歯が32本もあるのは，人間とサルなどの霊長類しかいません（歯の種類の構成は違います）。言い換えれば何でも口で小さくかみ砕くことのできる動物なのです。だから，人間にしても霊長類にしても，かむことによって脳へ血液が大量に送られ，それによっておそらく高度な知能が得られたのだろうと，私は思っています。

　厚生労働省の研究班が65歳以上の健常者を対象に調査したところ，歯がほとんど

78

第 2 章　能力に合わせた指導でむし歯から子どもたちを守る

ないのに入れ歯を使っていない方は，歯が20本以上残っている方と比べると，認知症のリスクが最大1.9倍になるといいます。
　咀嚼は，ただ単に食べ物を細かくすりつぶすだけではありません。健康のためにも，ゆっくりしっかりかんで食べましょう。

第 II 部

・・・・・・・・・・・・・・・・・・・・・・・・・・

近年子どもに見られる疾患と口腔機能について

第3章
近年，子どもにも見られる心配な疾患

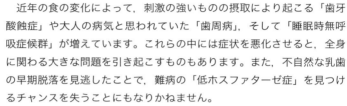

　むし歯以外にも子どもたちにとって心配なことが出てきています。
　近年の食の変化によって，刺激の強いものの摂取により起こる「歯牙酸蝕症」や大人の病気と思われていた「歯周病」，そして「睡眠時無呼吸症候群」が増えています。これらの中には症状を悪化させると，全身に関わる大きな問題を引き起こすものもあります。また，不自然な乳歯の早期脱落を見逃したことで，難病の「低ホスファターゼ症」を見つけるチャンスを失うことにもなりかねません。
　子どもたちの将来のためにも，しっかり対処していくことが大切です。

1．歯牙酸蝕症

1　食生活の変化によって歯が溶けている人が増加

　むし歯は，プラークに潜むミュータンス菌が糖分を栄養とし，その代謝として酸を産生することによって歯が溶けることから起こります。
　しかし，最近目立ってきた新しいタイプの歯質の欠損は，むし歯菌が関与することなく，口に入ってきた酸そのもので歯が溶けてしまうというものです。
　「歯牙酸蝕症」といって，酸の化学作用によって歯が自質欠損（歯が溶けたり，欠けたりしてその一部分がなくなること）をきたしてしまうという疾患です。近年，むし歯，歯周病に続く"歯の第三の疾患"として注目されています。
　最近注目されているとはいうものの，この疾患自体は昔から存在していました。職業柄，強い酸を使用するガラス職人などに見られた症状だったのです。
　しかし，近年は若い世代によく見られるようになりました。酸が口に入るとは，いったい何が起こっているのでしょうか。
　それは，最近の食生活に大いに関係があります。飲み物やお菓子には多量の

第3章　近年，子どもにも見られる心配な疾患

糖分が含まれていることは周知のことであり，それにはそれなりに注意も払われているはずです。

近年はそれに加えて，「酸性」の飲み物，食べ物が増えてきています。つまり，むし歯菌が関与することなく，飲み物，食べ物そのものに含まれている酸が直接歯を溶かしているのです。

例えば，強酸の代表ともいえる塩酸，硝酸は pH1 ですが，コーラ飲料の pH は2.2くらいで，かなり強い酸性であることが分かります。ただし，炭酸自体は弱酸なので，それほど大きな影響はありません。

近頃は，炭酸飲料だけでなくお菓子にも刺激の強いものやシュワシュワするものがあり，これらにはクエン酸などの酸が入っています。

昔からあるラムネというお菓子の材料は，砂糖，クエン酸，重曹です。クエン酸は pH2〜3と強い酸性であるのに対して，重曹は pH8.5程度のアルカリ性。ただし，酸性を中性に変えるほどの量ではないことから，歯にはよくない酸性のお菓子となっています。

こういうお菓子を食べるときの注意点は，お菓子を口の中で同じ場所にとどめないことです。舌をよく動かして場所を変えてやれば唾液がたくさん出るので，酸性が薄まります。こうしたお菓子を食べさせるときには，このようなことを伝えてあげてください。

また，レモンや梅も強い酸性ですし，クエン酸や乳酸入りの飲料，スタミナドリンクにも注意してください。当然，糖分が入っていますから，糖と酸がダブルで歯を襲ってきますので，飲食後には30分ほど時間をあけて（再石灰化が始まる頃）歯みがきを行いましょう。酸が直接ふれた歯をすぐにみがくと，より傷つけてしまうので注意してください。

むし歯予防のために甘い食べ物に気を付けている人はたくさんいると思いますが，飲み物に関しては盲点になっている可能性もあります。

ちなみに，エナメル質が溶け始める臨界値の pH が5.3〜5.7です。図3-1を見ると，どの飲料も子どもたちが普段飲んでいるようなものばかりで，ゾッとする方もいるのではないでしょうか。

83

第Ⅱ部　近年子どもに見られる疾患と口腔機能について

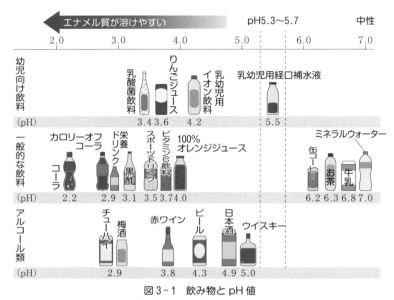

図3-1　飲み物とpH値

出所：北迫勇一「酸蝕症の病態と臨床対応」『日本補綴歯科学会誌』7巻2号，2015年をもとに筆者作成。

　私もコーラ飲料が大好きで昔はよく飲んでいましたが，この図3-1を見てやめました。私自身，小学生の時，歯が生え替わったばかりの頃に，口に含み炭酸の泡がはじけるのを頬を動かし歯と歯の間を通らせて遊んでいたら歯が溶けてしまった経験があるのです。子どもは時にして，まったく大人が予想もしないことをしますので，コーラ飲料などを飲んでいる時は気をつけてください。

2　酸から歯や歯周組織を守るために唾液が出てくる

　歯には悪いとはいえ，飲み物はあくまで嗜好品なので，「飲むな」とは言えません。ただ，世の中では酸性飲料がごく普通に売られていますから，飲む量や頻度，飲み方には気を付けたほうがいいでしょう。
　例えば，健康のために黒酢ドリンクを飲んでいる方もいらっしゃるでしょうが，pH3.1ほどの強い酸性のため，歯と唇の間にためて飲むような習慣を続け

ると歯がボロボロになる恐れがあります。歯が心配な方はストローを使って，なるべく飲料を歯に接触させないように飲むのも一つの方法です。

　十数年前のことになりますが，歯肉の周りがシワシワになって，全体的に歯の表面が凹凸のない滑らかな方が私の診療室に治療に来たことがあります。しかも，かつての治療で歯に詰めていた金属が歯から浮き出ているように見えました。

　「ずいぶん下手な歯科医師が治療したもんだな」と思いましたが，そうではありませんでした。よく見ると，金属が歯から浮き出ているのではなく，金属の周りの歯が溶けて減っていたのです。そして，本来尖っている咬頭も小さな丸みを帯びたものになっていました。

　そこで私は，「あなた，コーラ飲んでない？」と聞いたら，「コーラが大好きで，1日1ℓ，何十年も飲んでます！」という答えでした。コーラ飲料で歯が溶けていたのでしょう。恐ろしいですね。

　以前，小学生に歯牙酸蝕症のことを説明していたとき，「私は毎日梅干しを食べていますが，歯は大丈夫ですか？」と質問を受けました。私はとっさに「1つ2つなら唾液が出てくるので大丈夫」と答えたことを覚えています。

　最近，唾液の重要性が見直されていることから，「梅干しを見ると唾液が出てくる」という条件反射の話がよくされるようになりました。

　これは，過去に梅干しで酸味を味わったときの体験や記憶によって，見るだけで唾液が分泌されるというものです。もし，梅干しが酸っぱいことを知らなければ，唾液が分泌されることはありません。

　では，なぜ梅干しやレモンなど酸っぱいものを見ただけで，唾液が出てくるのでしょうか。それは，酸っぱさの正体が「酸」であることを脳が分かっているからです。酸は大切な歯を溶かしてしまう性質があります。いきなり酸性の食べ物を口に入れてしまうと，歯にダメージを与えてしまいかねません。そこで，酸っぱそうな食品を見ると，条件反射によって唾液を十分に分泌させて，口の中を中性にしていたのです。

　つまり，見た瞬間に少しの唾液では間に合わないと感じ，歯を守るため，酸

第Ⅱ部　近年子どもに見られる疾患と口腔機能について

に対抗できるだけの唾液を先に出して酸を薄めようとしていたというわけです。改めて「人間の体ってすごいな」と感じます。

　この話を単なる条件反射の一例として終わらせるのではなく，唾液が歯を守っている例であると，私たち歯科医師がもっと言うべきでした。歯科医師目線では，「梅干しの酸っぱさを経験的に知っているから唾液が出てくる」というのではなく，「歯や歯周組織を痛めないように唾液が多く分泌されて，保護している」と説明するべきでしょう。

　酸性の強いものが口に入ってくると口腔内の pH が下がって酸性になってしまうので，早く中性に戻せるように唾液を分泌し，歯や歯周組織を守ろうとしているのです。

3　想像よりもスポーツドリンクには糖分がいっぱい

　むし歯予防で食べ物に気を配っていても，飲料は盲点になりがちだといいましたが，中でもスポーツドリンクの糖分は見落としがちになります。

　いま子どもたちの糖尿病，いわゆる「ペットボトル症候群」が増えています。その主な原因は，スポーツドリンクの飲み過ぎです。

　スポーツドリンクが登場した頃は，運動するときだけ，汗をかくときだけに飲むものでしたが，今では日常的にスポーツドリンクを子どもに買い与えている保護者の方も多くなりました。

　「どうせ飲むなら，水よりはスポーツドリンクのほうが体にいいだろう」などと思い込んでいて，その恐ろしさに気が付いていません。

　一般的なスポーツドリンクの500mℓの中には，砂糖が30ｇも入っています。それは角砂糖６個分に相当しますから，水分補給のつもりが，実はせっせと糖分補給をしていることになります。

　500mℓボトルを開けたら，どうしても全部飲んでしまいます。WHO（世界保健機関）は，１日の砂糖摂取量の目安を，１日に摂る総エネルギー量の５％未満に抑えるべきというガイドラインを2015年に発表しました。それは砂糖25ｇに相当するといいますから，体の小さな子どもたちには500mℓのペットボトル

86

第3章　近年，子どもにも見られる心配な疾患

1本分の糖分も多過ぎるのです。

　学校側も子どもが知らず知らずのうちに砂糖漬けになっていることが分かってきて，今ではスポーツドリンク禁止の学校も増えてきています。経口補水液であればスポーツドリンクよりは糖分が低いのでお勧めです。

　ただし，スポーツドリンクが悪いと言いたいわけではありません。長時間の運動を行うときや，熱中症対策においては効果を発揮します。真水よりもある程度糖分が含まれているほうが水分を効率よく吸収できますし，エネルギー補給という意味で運動時には糖分が役に立ちます。塩分の補給のためにも，糖分が入っていたほうが飲みやすくなります。

　つまり，これも飲むシチュエーションと頻度の問題で，運動もしていないときに水代わりに飲むのがよくないのです。

　特に，歯が生えたての時期には，酸性のジュースや乳酸菌飲料はもちろん，スポーツドリンクもできるだけ避けるべきです。水分補強にはスポーツドリンクではなく，普通の水やお茶をお勧めします。

　中でも油断しがちなのが睡眠前。せっかく歯をみがいたのに，「睡眠中の水分補給に」などと，砂糖がたくさん入ったスポーツドリンクを飲んでしまったら，むし歯菌が喜ぶだけです。

2．歯周病

1　「歯周病」とはどのような病気なのか？

　第1章にもあげた歯を失う原因の一つの「歯周病」ですが，現在，むし歯は減ってきたものの，この「歯周病」の恐ろしさが周知され始めています。8020推進財団によると，最近の研究では，歯周病の原因となる歯周病菌そのものが糖尿病，心臓病，動脈硬化，ガンなどを引き起こす原因の一つであると報告されています。

　歯周病という言葉はよく聞くと思いますが，どのような病気であるか，ご存

第Ⅱ部　近年子どもに見られる疾患と口腔機能について

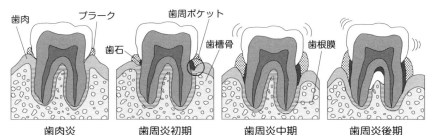

図3-2　歯と歯周組織，歯周病

出所：筆者作成。

じでしょうか。

　歯周病は，歯を支えている歯肉や骨などの歯周組織を壊していく病気です。具体的には，「歯肉炎」と「歯周炎」の二つに大きく分けることができます（図3-2）。

　まずは「歯肉炎」について，歯周病の中でも初期の段階で，歯肉に限定して炎症が起きている状態をいいます。症状としては歯肉が腫れ，歯みがきのときに血が出たりします。

　この症状を放置して，病気が進行して歯槽骨（歯を支えている骨）まで破壊が進んだ状態が「歯周炎」です。つまり，歯を支える骨にまで炎症が起きている状態です。

　プラークや歯石（プラークが石灰化したもの）が歯に付着して，歯周ポケット（歯と歯肉の境にある溝）が深くなり，歯の根が埋まっている歯槽骨を歯周病菌が破壊し始めるのです。

　最初は腫れるくらいですが，歯石が付いてくるとデコボコした表面に細菌が付き，膿が出てきたり口臭が出てきたりします。

　歯周病菌は酸素が嫌いなためにプラークや歯周ポケット内で増殖しやすく，歯周病菌から出される毒素がだんだん根のほうに入り込んでいくと，歯と骨を

つないでいる歯根膜が破壊され，さらに歯槽骨まで破壊されて，歯はどんどん安定性を失っていきます。

歯槽骨と歯根膜がしっかり結合していることでかむ力が発揮されているのですから，そこが不安定になるとかむ力も出せなくなります。やがて歯がグラグラ揺らいできて，感染も起きやすくなっていきます。そして，最終的には歯が抜けてしまうのです。

初期から中期の症状であれば治療することは不可能ではないのですが，後期まで進行してしまうと，歯科医師でもお手上げです。悪くなってしまったら簡単に元には戻れないだけに，予防が非常に重要になります。

子どもの場合，大人のように歯周炎にまで発展しているケースはほとんどないのですが，すでに歯周病菌に感染して歯肉の炎症を起こしている子の割合は増えています。

新型コロナウイルス感染症の流行により公衆の場での歯みがきができなくなったり，学校での保健活動が制限されたりしたことが大きく響いてきているようです。

2　歯に付くプラークが諸悪の根源

いまや日本人の成人の6割が歯周病だといわれ，「国民病」ともいえる状況にあります。

厚生労働省の2016（平成28）年「歯科疾患実態調査」によると，すでに15〜24歳で17.6％の人が歯周病にかかっていて，25〜34歳では32.4％と3人に1人，中高年では半数以上が歯周病にかかっています（4mm以上の歯周ポケットを有する者の割合の年次推移）。歯周病はもはや高齢者の疾患だとは言えなくなりました。

10年ほど前，私の診療室に来たある中学生の口の中を見ると，歯石だらけで驚いたことがあります。レントゲンを撮ると，すでに歯槽骨の破壊が始まっていました（写真3-1）。

若い世代に歯周病が増えた原因は，ファストフードなど軟らかくてあまりか

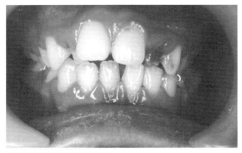

①外側にも歯石が見られる
普通歯石は舌側（内側）に見られ，唇側（外側）に見られることはまずない。しかし，この子の場合は，唇側の歯頚部にも見られる

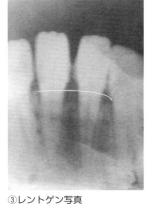

③レントゲン写真
一番左側と隣の歯の間の歯槽骨はラインの正常の高さまであるが，中央の歯槽骨はラインまで達していない。この年齢で歯槽骨の吸収が見られるのは珍しい

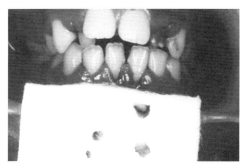

②歯石を取り除いた後
歯頚部に着いていた歯石を取り除いたものをカット綿にのせている

写真3-1　中学生で歯槽骨まで炎症が及んだ歯周炎のケース
写真提供：筆者撮影。

まなくていい食事が多くなったことが要因として考えられます。柔らかく加工された食べ物は歯にくっつきやすく，よくかまないことで自浄作用や殺菌作用のある唾液が十分に分泌されなくなったことも一因でしょう。

　歯周病で怖いのは，歯肉についているプラークがむし歯菌や歯周病菌をはじめとする細菌の固まりであるということです。プラークを食べカスと混同している方もよくいますが，まったく別物です。その食べカスを栄養として活性化

第3章　近年，子どもにも見られる心配な疾患

するのがプラーク中の細菌です。プラーク1mgには10億の細菌がいます。

　近年では，プラークは粘着性の強いヌルヌル物質ということで「バイオフィルム」とも呼ばれるようになりました（プラーク＝歯垢＝バイオフィルム）。

　もしプラークが体の中に侵入してきたら，人間の体はそれを異物として認識して，排出しようとしたり，排除するために白血球を増やしたりする免疫が働きます。

　しかし，プラークがたまる歯と歯肉の間の歯周ポケットという場所は，口の中ではあるものの，体の外です。細胞の中に入っているわけではないので，それに対して防御機能はほとんど働かないのです。そのため，そこが細菌たちの棲み処となって非常に繁殖します。

　そして，歯周ポケットにいる菌がさまざまな問題を引き起こすのです。

　歯周ポケットは，歯の周りを囲むように存在します。歯周病の患者さんはこの歯周ポケットから血や膿が出てきます。

　成人の歯周病患者の場合，歯周ポケットの深さが6mmあるとすると，28本歯が全部そろっている方では，出血するポケットの内面の面積は72㎠になるといわれ，これは名刺の1.5倍の大きさになります。

　ポケットの深さが6mmというのはかなりの重症者になりますが，子どもの場合，この1／3とした場合でも名刺半分の面積になってしまいます。口腔内にこれだけの大きさの出血創があれば，口腔内の細菌が血流に入り込み，感染が全身に行き渡るのは訳ありません。

　歯科医師からのアドバイスとしては，食後の歯みがきを徹底して行うことと，できれば1日1回はデンタルフロスを使用すること，そして定期的に歯科医院に来ていただき，歯の周りについた歯石とネバネバ汚れを除去してほしいと思います。歯科医院で診てもらう際には，自分のどこがみがけていないのかを教えてもらうようにしてください。

3　歯周病が重症化すると全身に影響して死にも至る

　歯周病の怖さは，かけがえのない歯を失ってしまうだけではありません。

91

第Ⅱ部　近年子どもに見られる疾患と口腔機能について

　近頃分かってきたのは，細菌の固まりであるプラークが歯肉の出血したところから体内に侵入し，本来は口に棲んでいる細菌が全身に回って，さまざまな病気を引き起こすということです。

　歯周病菌が血管内に入ると血栓ができやすくなり，心筋梗塞や脳梗塞のリスクを高めるという研究結果も出ています。

　また，糖尿病患者の歯周病発症率は普通の人に比べて2.4倍と高く，糖尿病患者に歯周病の治療を行うと，血糖のコントロールが良くなり，病気が改善されます。逆もしかり，歯周病の人は糖尿病になりやすい傾向があります。

　歯周病を抱えていると，致命的な心臓疾患が起こる確率が2.8倍，死亡率は1.9倍高くなります。

　また，女性の場合は流産，早産を引き起こすことも指摘されています。歯周病の妊婦さんの低体重児出産や早産の確率は一般の7倍にも達します。

　要介護高齢者における2年間の肺炎発症率を見てみると，口腔ケアができている場合は6割減少したというデータもあります。

　1939（昭和14）年まで日本人の死亡原因1位だった肺炎は抗生物質の開発と普及で激減しました。しかし，近年再び急増し3位だった脳血管疾患を抜いて3位に上がりました。その大きな要因には誤嚥性肺炎があります。高齢者で歯周病を患っている場合，せき込んだときにプラークや唾液中の歯周病菌が肺の中に入ってしまい，それが肺炎を起こす原因となることもあり，最悪，死に至ります。

　それだけではありません。胃潰瘍や胃ガンの原因の一つとされているヘリコバクター・ピロリ菌も，口の中に見られるという報告もあります。歯周病歴のある方は，ガンを患う可能性が14％も高くなるといわれ，乳幼児が感染すると慢性的に炎症を起こし，若年で感染し長期に感染した場合，胃がんの発生が高くなります。

　また，インフルエンザウイルスに感染しても，インフルエンザウイルスそのものによって亡くなるケースは少なく，インフルエンザによって体力を失った状態で細菌に感染して肺炎を起こし，最悪の場合，亡くなってしまいます（細

92

菌性肺炎)。この細菌性肺炎を起こす原因菌はプラークの中に潜んでいることもあるようです。つまり，死に至る病気の元となる菌が口の中に貯蔵されているような状況にあるわけです。恐ろしいですね。

　実は，新型コロナウイルス感染症でも同じで，細菌性の肺炎を併発することがあります。この細菌性の肺炎は，新型コロナウイルスそのものによる肺炎よりも重症になりやすく，死亡のリスクが高くなっています。

　さらに，歯周病は成人病とも深く関わっていることが分かってきました。最新の研究では，歯周病菌は腸内細菌に悪影響を及ぼしたり，アルツハイマー病を悪化させたりすることが分かっています。

　新型コロナウイルス感染症の基礎疾患とも繋がるので，要注意です。

　新型コロナウイルス感染症が重篤化した方の多くには基礎疾患がありました。基礎疾患とは，慢性の心臓，肝臓，腎臓，または呼吸器の病気の他に，18歳以上では糖尿病や睡眠時無呼吸症候群が真っ先に挙がってきます。これらの多くは歯周疾患が悪化したときに全身に影響を及ぼす病気ばかりです。

　口腔内をきれいにすることは，基礎疾患の予防にも繋がるともいえます。

3．睡眠時無呼吸症候群

1　最近増えてきた睡眠時無呼吸症候群に注意

　「歯」とは直接関係がありませんが，「口」周りということでいうと，近年，子どもに見られる心配な疾患として「睡眠時無呼吸症候群」が挙げられます。

　この病名を一度くらいは聞いたことがあるかと思いますが，この病気の影響でドライバーが運転中に眠ってしまい，事故を起こしたことなどもニュースで報じられたことがありました。

　無呼吸症は，睡眠中に呼吸が止まってしまい，低酸素血症を起こして睡眠の質が悪くなる病気です。睡眠中にいびきをかいたり，就寝中に息苦しくなって何度も目が覚めたり，朝起きたときに頭が痛かったり，熟睡感がないなどの症

状があります。放っておくと高血圧や脳卒中，糖尿病の原因にもなるという恐ろしい病気です。

この病気ではなくても，睡眠中に呼吸が止まるようなことは実は誰にでも起こります。通常，一晩に10秒以上続く無呼吸状態が30回以上，1時間に5回以上の無呼吸や低呼吸があると睡眠時無呼吸症候群と診断されます。そして，睡眠中の動きや呼吸状態，血液中の酸素濃度などを調べます。

原因は，仰向けに寝たときに舌が気道に落ち込み，ふさいでしまうことです。これを閉塞性睡眠時無呼吸といい，肥満だったり，下顎が小さかったり，扁桃が大きかったりして，息の通り道（上気道）が詰まってしまうのです。

この他に，まれに脳からの指令が止まり，無呼吸を起こす中枢性睡眠時無呼吸もあります。心臓の働きが低下し，呼吸中枢がうまく反応できなくなることで起きます。これはやっかいな病気で，閉塞性睡眠時無呼吸のようにいびきなどはないため，いきなり悪くなる場合があります。

心不全の約3割の患者さんに中枢性睡眠時無呼吸があるといわれており，放置すると不整脈や心筋梗塞を引き起こして，突然死につながることもあります。

実は，この睡眠時無呼吸症候群が子どもにも増え始めています。子どもの場合，口の奥にある扁桃や，鼻の奥の突き当たりにあるアデノイドという部分が何らかの原因で膨らみ，のどがふさがれているケースが最も多くなっています。

花粉症をはじめとするアレルギー性鼻炎や肥満などがその原因として考えられていますが，子どもにも花粉症や肥満が増えてきているため，今後は無呼吸症の子どもが増えるのではないかと危惧されています。

2　睡眠時無呼吸症候群で子どもの成長に影響が

大人の場合，睡眠時無呼吸症候群によって高血圧などのリスクが高まることなどが問題となります。子どもの場合，高血圧になる場合も一部ありますが，特に大きな問題となるのは成長ホルモンへの影響です。

子どもは就寝後1～2時間の間に，脳の下垂体から成長ホルモンが分泌されます。成長ホルモンは，子どもから大人に成長していくために大切なホルモン

の一つで，身長を伸ばす作用があります。

　無呼吸では眠りが浅くなることでホルモンの分泌が妨げられ，成長に影響が出てしまう恐れがあります。また，睡眠が分断されるため昼間に眠気が来てしまい，学業成績に問題が出ることもあるでしょう。

　扁桃やアデノイドが大きい場合，ほとんどは成長とともに元の大きさに戻ります。しかし，症状がひどい場合には，これらを切除する手術を行うことがあります。

　肥満が原因の場合は，C-PAP（シーパップ／経鼻的持続陽圧呼吸療法）で治療します。寝るときに鼻に装着したマスクから気道に空気を送り込むことによって，ふさがっている気道を開く治療法です。あわせて，運動や食生活の改善によって減量し，症状を緩和することを目指します。

　海外では子どもの患者の割合は１〜３％と報告されていますが，いびきをかいて寝る子どもの多くに睡眠時無呼吸が隠れているのではないかと指摘する医師もいます。

　日本学校保健会が2007年に８都府県の小学校21校で保護者を対象に行った調査（1,764人回答）では，子どもに睡眠時の無呼吸が「よくある」「時々ある」が１年生では4.5％，５年生，６年生でもそれぞれ3.4％，2.4％ありました。低学年であるほど，やや多い傾向があるようです。

　また，睡眠時無呼吸の子どもの４人に１人に「寝息が荒い」や「いびきをかく」などの症状が見られたといいます。この調査の中心となった耳鼻咽喉科の医師は，「特にいびきをかく子どもで，落ち着きがなかったり学習意欲が低かったりする割合が高かった」と指摘しています。

3　ひどい睡眠時無呼吸症候群だった私は，手術で楽に

　実は私自身，かなりひどい睡眠時無呼吸があり，長年悩まされてきました。この病気についてよく分かっていない医師も多いと感じたことがあり，どう対処したらいいのか悩んでいました。

　私の場合，アレルギー性鼻炎から副鼻腔炎と口呼吸を起こした理由の一つが，

第Ⅱ部　近年子どもに見られる疾患と口腔機能について

鼻の粘膜肥厚でした。そこで，レーザー光線などを鼻の粘膜の表面に当てて焼き，腫れにくい粘膜に生え替わらせるとともに，粘膜下のアレルギーに関係する細胞も減少させる「下鼻甲介粘膜焼灼術」を，20年前と2022年の二回受けています。二回とも非常に効果がありました。

　一度目は東京慈恵会医科大学耳鼻科より紹介された開業医で行いました。このときは副鼻腔炎で，熱が40度近くになり，血液検査でも炎症反応の数値が高く，副鼻腔のほとんどが閉鎖するという状態でした。手術後，抗生物質と抗アレルギー剤を服用して，おそらく半年くらいかけて副鼻腔のすべての粘膜肥厚が改善しました。

　二度目は新宿の開業医にて行いました。高周波で施術した一度目に比べると，レーザーで行ったせいかとても楽でした。一度目はかなり深いところまでやっていただきましたので，喉の渇きもひどく痛みもありましたが，二回ともやった後は快適で呼吸するのがとても楽になりました。もちろん，睡眠時無呼吸の症状も楽になったことは言うまでもありません。

　ただ，この他にも睡眠時無呼吸の原因となっている咽頭腔の狭さに関しては，どうしたらいいのか検討している段階です。

　私は毎日たくさんの患者さんの口の中を見ているので，自身の咽頭腔が狭いことは自覚していました。専門医からは口蓋垂，いわゆるのどちんこを含め軟口蓋（上顎の奥にある柔らかい部分）を外科的に切除することを提案され，検討しているところです。

4　睡眠時無呼吸症候群の対処法について

　睡眠時無呼吸症候群の対処法を，自身の経験からいくつか紹介します。

　私の場合，原因として思い当たるのは，中学生の頃にアレルギー性鼻炎になったことです。当時はこの病気のことがよく分からず，服用すると眠くなる薬（抗ヒスタミン）を飲んで，鼻が詰まった状態のまま寝ていたこともあります。当然，口呼吸するしかなかったと思います。

　その頃から朝起きると頭が痛く，その原因は分からなかったのですが，この

第3章 近年，子どもにも見られる心配な疾患

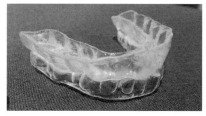 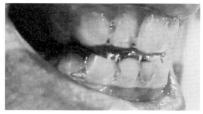

写真3-2 スリープスプリント

写真提供：筆者撮影。

ときから睡眠時無呼吸症候群は始まったものと思います。

　その他にも，子どもの頃にお風呂で何分潜れるかと息を止めたり，実際に海で素潜りや，成人になってからはダイビングなどをしたりしていたことや，過蓋咬合（前歯のかみ合わせが深く下の前歯が見えない状態）で口腔内の容積が狭くなり舌が落ち込んだことで，この疾患を悪化させた可能性があります。

　前述しているC-PAPという機械を使用したこともあるのですが，残念ながら私には合いませんでした。機械の音が気になり，装着時の違和感もあって，しかも息を鼻からうまく出せないことがあったからです。

　舌が軟口蓋のほうを圧迫するためか，特に仰向けになったとき，常に上方にあるべき舌が喉の方に迫ったり，軟口蓋の先端にある口蓋垂（のどちんこ）が長すぎたりすると気道をふさぐ原因となり，口呼吸しないと呼吸ができないことがあるのです。

　ダイビングや水泳などでも口呼吸の原因となるかもしれません。口呼吸防止のテープなども市販されていますが，私のような症状の人が使用した場合，それこそ窒息してしまう恐れがあります。ただ舌が落ちこむのであれば，下顎を前方に持って行くことにより気道は確保されますので，顎を出して固定するような器械「スリープスプリント」を使用するのもいいでしょう。これはマウスピースのようなもので，歯科医院で作ることができます（写真3-2）。鼻の疾患があったり，口呼吸をしている方は寝る前にミント系のうがい薬や血管収縮剤の入った鼻の通りをよくするスプレーを使ってみたり，鼻うがいをしてみる

97

第Ⅱ部　近年子どもに見られる疾患と口腔機能について

といいでしょう。

　本来，睡眠作用のあるメラトニンは，睡眠時に鼻粘膜にむくみを引き起こします。通常鼻閉がない人でもメラトニンの影響で，睡眠の質が低下することがありますので上記を試してみてください。

　また寝方については，私もいろいろやってみて分かってきました。「大人の場合，うつ伏せに寝るといい」とよくいわれますが，鼻詰まりの症状などのある方は絶対にできません。できれば硬く小さな枕をいくつか使い，おでこだけ乗せるようにして，鼻や下顎はフリーにするのがいいようです。

　私の場合，やや横向きくらいのほうが楽です。また肩当りにも硬めの枕を入れるのも効果的で，マッサージ屋さんで使っているコの字型の固めの枕を愛用しています。鼻腔拡張テープの使用も私には合っていました。

　ご参考までにご紹介しましたが，気になる方は試してみてください。

4．低ホスファターゼ症

　最後にお伝えしたいのが，「低ホスファターゼ症（HPP）」です。乳歯が抜けてもあまり驚かないかもしれませんが，これを知らないと大きな分かれ道となるサインを見逃すことになるかもしれませんので，是非，覚えておいていただきたいのです。

　歯の生え替わりは，通常ある一定年齢になると永久歯が出ようとして乳歯の根に近づきその根を溶かしはじめます。ある程度なくなると乳歯はぐらつき抜けます。そして，その抜けた場所に永久歯は出てくることができるのです。しかし，そうではない場合があります。まだ生え替わりの始まらない４歳までにぶつけたりもしていないのに，歯の根っこがしっかり残ったままで抜けたら，もしかしたらと疑ってください。それは低ホスファターゼ症という難病の全身疾患かもしれないのです。

　この低ホスファターゼ症は骨を作るアルカリホスファターゼという酵素が少

98

第 3 章　近年，子どもにも見られる心配な疾患

ないために骨変形や骨折，低身長や手足の短縮をはじめさまざまな症状が出ます。近年，根本的治療である酵素補充療法を行うことで，早期に亡くなっていた重症患者も救えるようになっています。根っこが残ったままの乳歯が複数本抜けるようなことがあれば，必ず小児科や小児歯科に相談に行ってください。

　もし，この低ホスファターゼ症でなくても早期に乳歯が抜けるようなことがあれば食べづらくなることで成長不良を起こしたり，不正咬合の原因にもなりますので小児歯科医のいる診療所でご相談ください。

第Ⅱ部　近年子どもに見られる疾患と口腔機能について

＊＊コラム③＊＊

みんなが輝く学校づくりが奇跡を起こす

　私はこれまで学校関係者のご理解をいただき，たくさんの時間を学校で過ごすことができました。

　おかげさまで，学校の先生方にとっては日常見慣れているような「子どもたちの成長の変化」というものを，外部の立場から垣間見ることができ，発達段階に合わせた指導法を考案することに至りました。

　そうしたことから，2017年8月20日，横浜市立中尾小学校で開催された日本学校歯科保健・教育研究会が主催する第23回大会において，「子ども・学校・家庭が変わる」をメインテーマとして，「みんなが輝く学校づくりが奇跡を起こす」という講演を大会長として行いました。

　私たちは皆，学校生活を経験して成長し，大人になってきました。義務教育において，人が生きていくのに必要な根幹となることをはじめ多くのことを学び，団体生活の中で友情を深め，互いを認め合って切磋琢磨して成長していきます。そして，子どもたちは次のステップへと飛び立っていくのです。

　学校関係者は，子どもたちが将来の夢にチャレンジしていくための応援団です。主役は子どもであり，私たち関係者は黒子に徹しなければいけません。

　すぐに結果を求めたがる時代ではありますが，それを子どもに求めるのはかわいそうな気がします。すぐに結果が出なくても，その後，大きな成果を挙げる子はいっぱいいるはずです。

　学校関係者であれば，教育の過程で子どもたちの変化を感じ，期待と成長に喜びを覚えることもあるでしょう。子どもたちの成長を感じることは，教師冥利に尽きるのではないでしょうか。

　私は時に診療時間をなんとかやりくりしながら積極的に学校での取り組みを行っていますが，子どもたちからはいつもたくさんのパワーをもらっているなと感じており，それが私の活動の源となっています。

　それだけでなく，子どもたちの純真な心に触れることで，歯科医師を目指していた頃の初心を思い出し，医療人の誇りを見直すこともあります。

　子どもたちから教わることもたくさんありますし，子どもたちが見せてくれた感動の瞬間も，自分が時間を費やした分だけ多く見ることができたのではないかと思います。

　2013年，私が学校歯科医を務めている横浜市立中尾小学校が文部科学大臣賞を受賞しましたが，私はこれを奇跡だとは思ってはいません。

　校長先生，養護教諭をはじめとする学校関係者の指導，それに従ってついてきた子どもたち，そして保護者の協力の賜物だと思っています。長年，子どもたちを

じっくり見せていただき，気づいたことを調べ，問題点を解決していく過程では多くの方のお世話になりました。

こうした結果は現場に携わっている者にとって，何事にも代えられないうれしい出来事であるのは事実です。

ただ，私はこれだけで終わらない予感がしています。小学校の6年間，むし歯ゼロに取り組んだ結果，文部科学大臣賞を受賞したという素晴らしい出来事の影響を受けた子どもたちが，将来もっと素晴らしいことを起こしてくれそうな気がしています。その時，それを"奇跡"と呼んでもいいかもしれません。

講演のタイトル「みんなが輝く学校づくりが奇跡を起こす」は，当事者である子どもたちや関係者が努力することで，自他ともに"いい学校"だと誰もが認める学校となり，その結果，想像もしない素晴らしい結果が出る場合もあることを知ってもらいたかったことから，私が付けたものです。

私の担当校では，歯の教育を学校の特色にしようと取り組み，学校，保護者，地域が一体となった結果，むし歯はなくなりましたが，成果はそれだけにとどまりませんでした。

子どもたちが忘れ物をしなくなったり，規則正しい生活を送るようになって成績が上がったり，風邪にかかりにくくなったり，そして給食費の滞納もなくなったりするなど，思いもしなかった波及効果がさまざまな面で出てきたのです。

地元の方からは「地域の誇り」という声もいただき，私もまったく面識のない方から「子どもがお世話になっています。ありがとうございます」と声をかけられたりするようになりました。

ただし，教育や指導も重要ですが，実際に結果を出してくれるのは子どもたちです。成長過程にある子どもたちのことを理解した上での教育や指導でないと，望む結果はついてこないでしょう。

第4章
口腔機能の大切さについて

　小さいときからの正しい口腔機能の習得は一生を左右するほど，大切なことです。子どもの「お口ぽかん」といわれる状態などは口腔機能不全の代表的な症状であり，口呼吸や不正咬合などの原因となる場合もあります。
　さらにこれが元で感染症にかかりやすくなったり，顔貌をいびつにしてしまうケースもあるので，ちょっとした変化も見逃さないように注意が必要です。

1．口腔機能と健康

1　口腔機能の正しい習得は将来の健康に大きく関わる

　人間は，他の生物が持っている糖質や脂質，タンパク質などの栄養素を摂取して，それらをエネルギーとして使って生命活動を維持しています。生きることは食べること——人間も含めた生物は，食べなくては生きていけないものです。

　このように，「食べる」「栄養を摂取する」という重要な役割の最初のパートを担っているのが，「歯」「舌」を含めた「口腔」です。消化器官の最初の入り口が，まさに「口腔」です。

　ただし，口の働きである口腔機能は「食べる」ことだけではありません。「声を出す」「言葉を話す」というコミュニケーションの手段としても口が重要な役割を果たしています。

　そもそも，口腔は，咽頭，歯，唾液，舌，声帯，口唇，表情筋，咀嚼筋で構成されていて，さまざまな働きをしています（図4-1）。

　人間の顔には，嗅覚や聴覚，平衡覚，視覚，味覚，知覚など，外界からのさ

第4章　口腔機能の大切さについて

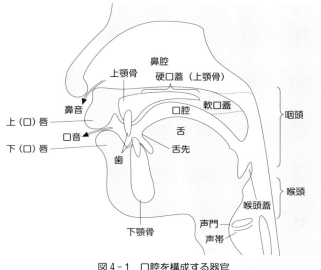

図4-1　口腔を構成する器官

出所：筆者作成。

まざまな情報を認識するための組織・器官である「感覚器」が付いています。鼻，耳，目，そして口という，いわゆる「五感」に関わる受容器です。

　鼻は呼吸することと匂いを嗅ぐこと，耳は音を聞くことと体のバランスを感知して平衡機能を司ること，目はモノを見るという働きを持っています。

　では，口はどうでしょうか。口は，食べ物を咀嚼して，味を感じて，飲み込むという消化器官としての役割と，息をする呼吸器官の役割，そして声を出して他者とコミュニケーションを取ったり，歌ったり，音楽を奏でたりする役割も持っています。それから，顔の表情をつくるのにも口は大きな働きを果たしています。口ほど多様な働きを担う感覚器は他にありません。

　「食べる」という行為だけをとってみても，歯でよくかむことによって食べ物が小さく砕かれ，それによって胃での消化吸収を助け，エネルギーを効率よく得られるようになります。

　また，よくかめばかむほど唾液の分泌を促し，消化を助けるだけではなく，

第Ⅱ部　近年子どもに見られる疾患と口腔機能について

味覚を感じる能力を上げたり，口腔内をきれいにして歯を強くしたりするなどのメリットがもたらされます。よくかむことで口の筋肉が鍛えられるので，より硬いものが食べられるようになるのはもちろん，表情も豊かになることでしょう。それから，口を動かす筋肉が鍛えられ大きくなることによって顎が太くなり，結果として歯並びも良くなります。

さらに，口を動かすことによって頭部周辺に血液がどんどん流れていくようになるので，よくかむと頭部への血流が良くなり，頭が良くなるとか，認知症予防になるといわれているのです。

例えば，歯のほとんどを失っていた寝たきりの高齢者の男性に入れ歯を作ってあげて，口でかむ食事をし始めたら，急激に病状が改善して，立ち上がって歩き出すまでになったという VTR を見たこともあります。

また，宮古島で行われた15年にも及ぶ追跡調査において，かめる歯が10本以上ある人とない人では，15年後の生存率は10本以上ある人のほうが圧倒的に多かったことが分かっています。

2　むし歯は減ったが，口腔機能の発達不全が増えている

よくしゃべる方，口が達者な方のことを「口から先に生まれた」といいますが，人間は生まれてから成長していく過程で，口の機能をいち早く備えていくのが一般的です。

しかし，それがうまくいかず，十分に発達できなかったり，正常に機能獲得ができなかったりした状態を「口腔機能発達不全症」といいます。

口の問題といえば，かつてはむし歯が圧倒的に一番でした。戦後，食生活が豊かになって急激に欧米化しましたが，歯みがきの習慣が現在ほど定着していなかったために，「むし歯の洪水」といった表現が使われるほど，多くの人がむし歯に苦しめられることになりました。

そこで，砂糖のたくさん入ったお菓子を食べる習慣を減らす生活指導や，歯科医師による歯みがき指導の活動の下，むし歯を減らそうとしてきた歴史があります。そのかいもあって，むし歯を持つ子どもたちは激減してきました。

104

第4章 口腔機能の大切さについて

表 4-1 口腔機能発達不全症に該当するポイント

主な機能	口腔機能	項 目
食べる機能	咀嚼機能	1．歯の萌出遅延　　2．歯列咬合異常 3．咀嚼に影響するう蝕　　4．強くかめない 5．咀嚼時間の長すぎ・短すぎ　　6．偏咀嚼
	嚥下機能	7．舌の突出（乳児嚥下の残存）
	食行動	8．哺乳量・食べる量，回数が多すぎたり少なすぎたりムラがある
話す機能	構音機能	9．構音に障害がある　　10．口唇閉鎖不全 11．口腔習癖　　12．舌小帯異常
その他の機能	栄養	13．やせ，または肥満
	その他	14．口呼吸がある 15．口蓋扁桃が肥大である 16．睡眠時のいびきがある

出所：筆者作成。

　しかし近年，よくかまずに食べられる軟らかい食品が世にあふれてきたことと相まって，歯周病とともに小児期（0歳から12歳位まで）の口腔機能の発達不全が増えてきました。

　その証拠というわけではありませんが，2018（平成30）年からは「口腔機能発達不全症」という病名に対する処置が保険適用として認められるに至っています。

　口腔機能発達不全症に該当するポイントを表4-1にまとめました。

　これらの項目のうち，咀嚼機能1つと，その他2つ以上の項目に該当すると，口腔機能発達不全症と診断されます。

　さらに，2022（令和4）年の診療報酬改定において，新たに離乳食完了前の評価項目がつくられ，上記項目にない「先天性歯がある」「口唇，歯槽の形態に異常がある」が追加されています。そして，対象年齢が15歳から18歳未満に拡大されました。

第Ⅱ部　近年子どもに見られる疾患と口腔機能について

２．歯並びと舌の機能

1　将来の歯並び，体の健康に大きく関わる離乳食時の成長

　人間は生まれてすぐに「吸啜反射」によって哺乳を開始します。これは，乳児の口に乳房を近づけると，反射的にお乳を吸おうとする行動のことです。生きていくために自然に備わった，本能的な行動です。

　乳児には，その他にもモロー反射（外からの刺激に対して，両腕を開いて，抱きつくような動作）や歩行反射（抱きかかえて足底を床に着けると両足や片足を前後に出して歩き出すかのような仕草を見せる反射），把握反射（指やモノが触れるとぎゅっと握り締める動作）などいろいろな反射行動を見ることができ，こうした生まれ持った反射行動を「原始反射」といいます。

　吸啜反射は，生後３〜５か月で消失していきます。乳児は乳首を口の奥まで入れて，母乳を直接食道に流しこみますが，その後，固形の食べ物を食べられるようになるための嚥下（食物を飲み下すこと）の学習期間が始まり，同時に離乳も始まっていきます。

　成長に伴って，食べ物を歯で咀嚼し，唾液と混ぜてひと固まりにして，それを食道に送り込む動作に変えていかなければいけません。

　生後５〜６か月で下顎前歯が萌出し，「口唇食べ」が始まります。下唇にスプーンを当ててあげると上唇でとらえようとします。この動作はとても重要で，うまくできないまま大人になって，上唇がめくれ上がった状態の方もいます。

　こうして食べ物を唇で取り込み，口を閉じて喉のほうへ送り，呼吸をとめてゴクンと飲み込むことを覚えていきます。

　７〜８か月になって下顎前歯が出てくると「舌食べ」が始まり，舌で食べ物を押しつぶしてモグモグ食べられるようになります。９〜11か月には奥の歯肉が盛り上がり，そこで食べ物をかみつぶすことができる「歯ぐき食べ」の段階になります。そして，つぶした食べ物をさらに舌の上に集めて，喉のほうへ送れるようになっていきます。

106

第4章　口腔機能の大切さについて

　1歳を過ぎると乳臼歯が生え，「奥歯がみ」がスタートします。この頃になると前歯でかみとり，奥歯ですりつぶす咀嚼ができるようになります。そして，1歳半には離乳が完成します。

　この頃までの指しゃぶりは，哺乳に関わる反射を減退させるという意味で，離乳にとっては大切です。しかし，3歳を超えて続けると不正咬合（歯並びやかみ合わせが良くないこと）の原因になってしまいます。

　3歳になると第二乳臼歯も生えそろい，乳歯列が完成します（乳歯列期）。この乳歯列は大人の永久歯列と違い，歯と歯の間に隙間がないといけません。「乳歯のときはきれいに生えていたのに，永久歯になってデコボコになった」という保護者の方に話を聞くと，たいていの場合，乳歯列のときに隙間なく並んでいて，それがいいと思っていたといいます。乳歯列にしっかり隙間がないと，永久歯が生える場所がなくなってしまうのです。

　また，大人になっても，嚥下のときに上手に舌が使えていない方がいますが，それは生後1歳半までの食べ方の指導が大きく影響しています。それで不正咬合になってしまう人も多いので，保護者の方には子どもが生まれた早い段階から，口の発育に合わせた食事の仕方を知っていてもらいたいと思います。

　離乳食の段階から，将来の歯並び，ひいては体の健康に大きく関わってくることですから，この時期の食事をもっと大切に考えてほしいものです。

　生きていくために「口で食べる」という機能が何よりも必要となってくるので，口の機能は最初の数か月単位で急激に発達していきます。

　しかし，小児歯科医以外はこの段階の重要性を訴える方が少ないのが現状です。

　前述のように，保険治療の中に口腔機能発達不全症が加わる時代です。ぜひ皆さんには，改めて口の機能の大切さを知ってもらいたいと思います。

2　歯並びの悪さは舌の機能異常が原因の一つだった

　歯の並びは，前歯部では口輪筋，臼歯部では頬筋からの圧力が歯列の外側から内側方向へ働く一方で，舌の外側方向に働く圧力のバランスによって形づく

第Ⅱ部　近年子どもに見られる疾患と口腔機能について

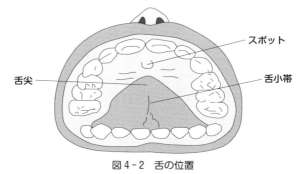

図4-2　舌の位置

出所：筆者作成。

られます。

　舌の機能異常があれば，当然，歯列に影響してきますが，外からの見た目では判断するのは難しく，学校検診や矯正相談で初めて指摘されることが多いものです。

　出生時，人間の下顎は後方に引っ込んでいますが，授乳時に起きる吸啜反射により下顎を前に出し，舌は乳を絞り出す動きに伴って発達していきます。

　乳歯が生える前までは舌を上下口唇の間に突き出していますが，これは歯が萌出してくることにより，舌の位置は舌尖（舌の先）をスポット（切歯乳頭＝上の前歯の裏側根元にある膨み）に移し，舌全体を口蓋（上顎）に収めるようになります（図4-2）。こうして成人と同じ嚥下を行えるようになっていきます。

　この嚥下を人間は毎日平均585回行うといわれていますが，幼児期は嚥下を行うたびに口蓋（上顎の内側）を刺激して押し広げ，口腔の幅が広がり，口腔の容積がぐっと大きくなっていきます。こういった過程を経て健全な口腔が作られていくのです。

　「舌の突出癖」や「幼児性嚥下癖」があると診断された方は，この嚥下ができていないので，舌尖をスポットに当てて舌をそれ以上前に出さないようにして，唾を飲み込む練習をしてください。

　近年，この嚥下ができていない人が非常に多くなっています。こういった人

第4章　口腔機能の大切さについて

のほとんどは舌を上に上げることができず，舌を前方方向にしか動かせないため，前歯が倒され，かみ合わせができない「開咬」の状態になっています。これは，上下歯列の垂直方向での不正咬合です。前歯部がかみ合わず，上下奥歯がかみ合っている状態でも，前歯の上下間が開いている状態です。

　また，舌の筋肉が弱い場合や舌小帯（舌の裏側についている，舌と下顎をつなぐ筋）の硬直により，舌が上方向に上がらないで常に下顎に収まっている「低位舌」という状態になってしまいます。

　これらの場合，ポッピング（舌を上顎に吸い付け音を鳴らすこと。いわゆる舌打ち）ができなかったり，舌の動きが制限されていることもよくあります。

　子どもの場合には，ポッピングによる舌のトレーニングや，小学生からではちょっと手遅れかもしれませんが，よくかんで食べる指導を行います。舌自体に異常がある場合もありますので，専門の歯科医師と相談する必要があります。

　また，低位舌だと常に下顎前歯を押してしまうことになるので，下顎前突（受け口）となります。また，本来上顎の成長を助けるべき舌が上顎骨を前方・側方に押さないために，上顎は成長不全を伴う著しい反対咬合になることがあります。

　この場合は上顎が「叢生」の状態になっていることがほとんどです。これは，顎が小さくて歯の生えるスペースが足りなかったり，あるいは歯が大きかったりするために，歯が重なって生えている状態です。乱杭歯や，犬歯が飛び出た八重歯もその一種です。こうしたことから，舌の位置は顔貌にも大きな影響を与えることになります。

　低位舌になると気道は狭くなるので，いびきをかいたり，睡眠時無呼吸症候群にもなりやすくなります。

3　舌の機能異常が引き起こす「お口ぽかん」

　舌を前方にしか動かせない子どもは近頃多くなってきています。意外に知られていないことですが，乳歯列期の歯列の狭窄（狭くなること）や空隙のない歯列の多くは，舌の運動障害に原因があることがよくあります。

109

第Ⅱ部　近年子どもに見られる疾患と口腔機能について

　それは将来，不正咬合を招くだけでなく，むし歯や歯周病を引き起こし，早期に歯を喪失する可能性を高めてしまいます。

　日常の中で「舌の位置（ポジション）」を意識することはなかなかないと思いますが，通常であれば，舌の先端は上の前歯の根元に付いていて，舌全体が上顎に付いています。

　舌の動きが十分できない方の中には，嚥下時に舌を前方に出す幼児性嚥下癖があり，不正咬合になっている方はもちろん，呼吸に関しても大きな問題を抱えるとともに，発音障害を起こしている方もいます。

　ただし，舌の動きに多少の問題を持ったまま大人になっても，不自由なく生活している方も一部にはおられるのも事実です。

　また，口腔機能発達不全症の症状の一つに口唇閉鎖不全症があります。いわゆる「お口ぽかん」と呼ばれ，日常的に口が開いている状態にあり，食べる，話すなどの口の機能が十分に発達していない病気です。

　上唇の閉鎖不全は，上顎前歯に外側からの圧力が掛からないため上顎前突（いわゆる出っ歯）を作り出しやすいので，舌の機能的問題を改善し，口呼吸などの習癖に対しても指導を重ねて治療していっても，なかなか治りにくい症状です。舌の動きは良くなっても，口唇閉鎖することが難しく，矯正治療を行っても後戻りしやすい傾向があります。

　この原因は，生後5〜6か月に獲得すべき「口唇食べ」ができなかったことがほとんどの場合に当てはまります。「口唇食べ」がはじまると唇の周りにある口輪筋の発達とともに口を閉じる力が増してきて口唇の形態は横長となり，大人と同じような口元になっていきます。

　成人になってから矯正治療を始めた方の中には上唇が短縮し，さらにめくれ上がるように厚くなっている場合（翻転）は，なかなか口唇の形態が回復することは難しくなっています。

　口腔機能発達不全症を多く目にしてきた私としては，せっかく口も舌も正常な機能を持って生まれてきたのに，「『アヒル口』がかわいい！」なんてマネすることだけはやめてほしいと思います。この形が癖になってしまうと口呼吸の

原因にもなりかねないので，特に小さい子には絶対マネさせないでください。

3．口呼吸と健康

■1 ウイルス感染症も招いてしまう「口呼吸」

　上唇の形が富士山のすそ野のように広い口はいいのですが，山頂近くが高いのには気をつけてほしいと思います。正面から見て上唇が富士山のような形の「富士山唇」がひどくなると，口から歯がいつも見えている「お口ぽかん」の前兆です。口唇食べが獲得できなかったり，指しゃぶりやおしゃぶりしていた期間が長かったりすると危険です。

　アヒル口や富士山唇，そして口唇閉鎖不全症などから繋がる「口呼吸」も，口腔機能発達不全症の症状の一つとして数えられています。

　口呼吸とは，字の通り，口で呼吸することです。実は，ほ乳類のなかで口呼吸ができるのは私たち人間だけだといわれています。犬も口を開けて「ハッハッハッ」と口で呼吸しているように見えますが，あれは舌で体温調節をしているだけで，呼吸は鼻で行っているといいます。

　人間も，母乳を飲んでいる乳児の頃は誰もが鼻呼吸しかできません。それが，母乳を飲まなくなり，体が成長してくると口呼吸もできるようになり，口での呼吸に頼る人の割合が増えてくるようです。

　就学前は2割ほどが口呼吸になっていますが，小学校高学年になると3割に達するといわれています。いまや日本人の5割が口呼吸だとか。

　本来，人間は鼻から空気を体内へ取り込むときに，鼻腔粘膜から出る鼻汁によって汚れや菌を取り除き，さらに外気の乾燥から身を守っています。

　ところが，口呼吸をすると外気が鼻腔を通過しないため，ウイルスや雑菌を伴ったまま直接肺へ入っていきます。

　口呼吸は，口腔乾燥症（ドライマウス）を招き，風邪やインフルエンザの感染増加，口腔内ではむし歯，歯周病，そして酸性の飲み物で歯が溶けてしまう

歯牙酸蝕症や口臭の原因になります。

「口呼吸は万病の元」と指摘する専門家もいるように，口内炎から口腔ガンの発生まで，一生を通して関わりたくない疾患を招くだけでなく，本来閉じている口輪筋をはじめとする表情筋が緩み，扁桃腺も頻繁に腫れることから顔の形まで変えてしまいます。

口呼吸を続けていると，口唇がめくれ上がって厚くなり，前歯は突出し，その歯肉が常に見えて，赤く腫れているケースも多く見られます。

見た目としては，喉周りが腫れ，首元のくびれがなく，いつも口がぽかんと開いているような「アデノイド顔貌」という独特の顔つきになります。二重顎や下顎が引っ込んだ状態の顔になるため，顎と首との境目がはっきりしません。

口の中も上顎は狭窄して前歯が突出し，下顎は後退していますから噛み合わせは浅くなります。そのため，睡眠時無呼吸症候群を引き起こすことも知られています。

私が以前調査したところ，口呼吸をしていて「不正咬合」と判定された児童の割合は，鼻呼吸をしている児童の2倍になり，またインフルエンザの感染率も鼻呼吸の児童の2倍になることが判明しました。口呼吸は，見た目に締まりがないだけではなく，病気も招きやすいのです。

いつも口呼吸で口が開いている人に口を閉じてもらうと，顎と唇の間に不自然なシワが寄ってしまい梅干しなんて言っていることがありますね。なぜかというと，筋肉を緊張させないと口が閉じられなくなっているからです。

歯の矯正の本には不正咬合の原因として必ず口呼吸が含まれているように，口呼吸は歯の位置にも影響を与えます。口が普段から開いていると，歯を外側から抑えているはずの口輪筋の力が弱いため，歯は内側から舌の押す力に負けて前方に倒れていきます。その結果，出っ歯になったり，口が閉じられなくなる「開咬」になったりしていきます。

2　学習能力に影響を及ぼす口呼吸

私の子どもの頃，鼻づまりが慢性的にある副鼻腔炎，いわゆる蓄膿症がある

第4章 口腔機能の大切さについて

と勉強ができなくなると，親や学校の先生によく言われていたのを思いだしました。

しかし，実際に鼻呼吸で起きる気流が鼻腔の感覚神経を刺激し，そのリズミカルな信号は記憶と深く関係する脳の内側前頭野や海馬に伝えられるそうで，この信号は脳の他の領域の信号と共鳴して呼吸と記憶の基盤となっているといわれています。

ブラジルの調査研究で学校の成績が悪い子どもに口呼吸している子どもが多く，別の調査でも読解力や計算能力についても口呼吸がある子どもは劣っていることが報告されています。また，アメリカやスウェーデンの調査でも鼻呼吸の方が口呼吸と比べると記憶に大きな影響を与えているという報告がされています。日本でも東京科学大学咬合機能矯正学の小野卓史教授が，マウスを使った成長期における鼻呼吸障害が記憶・学習機能の低下をもたらすか否かという研究の結果，鼻閉群で長期記憶と短期記憶ともに有意に低下したという報告をしています。[1][2]

鼻水や鼻づまりのある方は症状の軽いうちに治しておきましょう。

４．唾液の成分が健康を守る

口腔機能発達不全症の症状に含まれてはいませんが，唾液も口腔内で重要な役割を果たしています。

唾液は，かんで細かく砕いた食べ物を飲み込むときに，潤滑油的な役割を果たしています。そして，アミラーゼなど分解酵素の働きによって消化器官を補助し，消化吸収を良くしています。

歯が悪くなると，食べ物を細かくできないことから胃腸に負担が掛かってしまいます。しっかりかめなくなると，消化酵素を含む唾液の分泌が少なくなるので，消化吸収力が低下してしまうのです。

また，第1章でも触れていますが，食後に酸性に傾いた口腔内を唾液の成分

113

第Ⅱ部　近年子どもに見られる疾患と口腔機能について

である重炭酸塩やリン酸塩が酸を中和し，中性に戻します。口の中が酸性になると，歯の中のカルシウム分が溶け出しますが（脱灰），中和するときに唾液中のカルシウムやリン酸，フッ素が歯に取り込まれることによって強化され，歯は健全な状態に戻ります（再石灰化）。

　この脱灰と再石灰化の変化は1日に何度も口腔内で行われており，仮に歯が変色するような初期のむし歯であるCO（要観察歯）の状態になったとしても，唾液が溶けた歯を補修・強化してくれているのです。

　人間は生きていくために，外界から二つのものを取り込まなくてはいけません。一つは口から入れる食物（栄養），もう一つは鼻から入る空気（酸素）です。食物や空気中には多くの細菌や毒物が存在していて，それから身を守る役割を果たしているものの一つが唾液であり，鼻汁なのです。

　唾液には，毒素を中和する酵素や，毒素を吸収し排泄したり，人体に有害な細菌を殺したり，増殖しないように働くタンパク質が含まれています。

　それ以外にも，唾液は口の粘膜を保護してくれるほか，歯への色素沈着や口臭も防ぎ，食物のおいしさや味を舌に伝えてくれます。これは，おいしく体によいものを摂取したいという欲求を脳に伝えるだけでなく，酸味や苦みを感じることで腐敗物，あるいは毒物かもしれないと危険を察知するためのものでもあります。

　その上，唾液中には傷口を治すペルオキシダーゼという酵素なども含まれ，殺菌，抗菌，止血の作用もあります。軽いケガをしたときに「ツバでも付けておけ」というのはあながち間違いではありません。

　さらに，唾液には抗ガン作用があることや，若返りのホルモン「パロチン」が含まれていることから近年脚光を浴びています。

　このように，唾液は私たちの健康を維持するために欠かせない存在であることから「万能薬」ともいわれています。

　唾液の分泌量が減少すると，口腔内の乾燥や歯周病，むし歯，口臭などの原因となります。特に口呼吸では，口の中が乾きやすくなることで，プラークもたまりやすくなるので注意が必要です。

第4章　口腔機能の大切さについて

　こうしたことからも，食べるときはゆっくりよくかんで，唾液を十分分泌させるように心掛けることが大切です。

5．健康のために日頃から気をつけたいこと

1　子どもたちには注意してほしい悪い習慣

　長い間，学校歯科医をやっていると，歯の状態からその子どもの生活も見えてきます。

　私の専門は矯正ということもあり，例えば検診で顎が曲がっている子どもを見つけると，「キミ，授業中こうやって頬づえついていない？」と聞いたりします。顎が曲がっている原因は，頬づえが影響していることがあるからです。

　子どもにとっては，そうした癖は親に怒られたりしたこともあるでしょうし，自分でも人に知られたくないという意識があるようで，すぐには認めようとはしません。

　「頬づえばかりついていると，顎が曲がってしまうんだよ」と私が言っても，何のことか分からないポーズをします。しかし，その場にいる担任の先生が「いつもやっているじゃないか！」と驚いたりします。

　そうしたことからその子に自覚を与え，周囲からもサポートを得ることによって，顎変形症や顎関節症などにまで症状を悪化させることなく，子どもの健康を守ることに繋がると考えています。以前，私が治療した顎変形症の患者さんの悩みや手術等の治療経過を Youtube で紹介していますので，「あなたの顎は歪んでませんか？——顎変形症は治せる」をぜひ見てください。[3]

　例えば，歯並びが悪く，むし歯だらけの人生を送るのと，小学生時代にそれを自覚して歯並びを治し，むし歯にならない人生を送るのでは，将来的な健康度はもちろん，幸福度が大きく変わっていくと思いませんか。

　学校歯科医たるもの，そうした視点を持って子どもたち一人ひとりに向き合っていくべきだと私は考えています。

第Ⅱ部　近年子どもに見られる疾患と口腔機能について

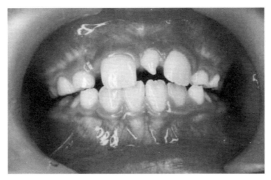

前歯の真ん中に余分な歯が出ている。この状態まで出ると矯正治療は必至である

写真 4 - 1　正中過剰歯

写真提供：筆者撮影。

　歯並びが悪くなる原因は，いくつかあります。生まれつき，先天性の歯の異常が原因の場合も珍しくはありません。

　例えば，1本余計な歯が前歯の真ん中に生えてくるような「正中過剰歯」があります（写真4-1）。これは，前歯の永久歯が生える時期に生えてきますので，見間違えて放っておくと，過剰歯のせいで本来生える場所を失った前歯が変な場所に生えてしまいます。早めに気付いて抜くことにより，悪い影響がまったく出ない場合もあります。

　また，舌の形などに問題がある場合もあります。舌小帯が癒着して動かなくなる「舌小帯強直症」の子もいます。口を開けて，「舌を上げてごらん」といっても，この小帯が突っ張ってしまって上げることができません。無理に上げると，舌の真ん中が凹んで，ハート型になるほどです（ハート舌）。

　今はレーザーで出血もあまりなく簡単に小帯を切れるので，普通の診療所でも治すことができます（写真4-2）。小さい女の子でも始める前は緊張して，泣きそうになりますが，終わってみると笑顔で今までできなかったアッカンベーをして喜んでいることもあります。放っておくと，奥歯は上下かみ合っているのに，前歯は上下同士が当たらないほど開いてしまう「開咬」の原因にな

第4章 口腔機能の大切さについて

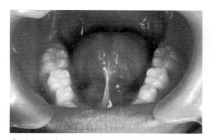 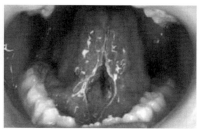

①舌小帯が緊張して上げようとすると真ん中にへこみができる（ハート舌）　②小帯を切除して伸展させると今まで上がらなかった先端が伸びる

写真4-2　ハート舌とその治療

写真提供：筆者撮影。

ります。

　それから，先天的に異常はなくても，後天的な習癖で歯並びが悪くなることもあります。その代表が口呼吸です。いつも口呼吸で口が開いている人は，意図して筋肉の緊張を促さないと口唇が閉じられなくなっています。

　指しゃぶりでも歯の位置が動きます。乳児期の指しゃぶりは大切ですが，3歳を超えての場合は気をつけましょう。中には，指の大きさに左右差が出てくるぐらい日常的に指をしゃぶっている子もいますが，これは歯並びにも悪影響を与えるので注意が必要です。

　こうしたことを教える学校はなかなかないでしょう。学校というのはあくまで勉強を学ぶ場だからです。もちろん，勉強が大切なのは分かってはいます。しかし，義務教育では子どもたちが一生を通して健康でいられるよう自律心を養う場でもあるのです。ですから健やかに生きていく力を備えさせてあげることも学校の役目なのではないかと思っています。

　そして，それが子どもたちの未来を拓くことにつながるのではないかと私は思っています。そうした手助けが，むし歯予防を通してできたら，これほどうれしいことはありません。

第Ⅱ部　近年子どもに見られる疾患と口腔機能について

2　今注目されている「オーラルフレイル」とは？

口に関する問題として，現在，「オーラルフレイル」が，口腔機能発達不全症と並んで大きな関心を集めています。子どもの話から少し離れてしまいますが，大事な内容なので，オーラルフレイルについて説明したいと思います。

オーラルフレイルをそのまま訳すと「口の虚弱」です。高齢となることで口の機能が衰えてきて，機能不全を起こしてしまうケースを指します。

具体的には，滑舌が悪くなる，発音がおかしくなる，食事のときにむせる，食べこぼしがある，食べ物がうまく呑みこめない，口が渇く，匂う，かめないものが増えてくる……などが挙げられます。

歳を取るとともに口腔機能が衰えて，かめないものが増えてくると，どうしても軟らかいものを食べるようになります。軟らかいものばかり食べているとさらに口腔機能の低下を招き，その結果として食欲の低下，全身的な機能の低下，そして社会性の低下に繋がっていきます。

例えば，食事中に口からポロポロと食べこぼしが多くなると，外で人と会って食事をするのをためらったり，消極的になったりする可能性が高まります。

健康なうちはなかなか想像できないかもしれませんが，口の機能の衰えをきっかけとして社交性を失っていき，それで外に出ることや歩くことが減り，足腰が衰えて，ついには寝たきりに……という悪循環が生まれている可能性は十分ありえます。

口から食べ物をこぼすようになったり，滑舌が悪くなってきたというような口のささいな衰えが，体全体の機能低下の兆候となります。

つまり，オーラルフレイルは健康な状態と機能障害との中間にいるというシグナルであり，早めに気付いて適切な対応をすれば，健康な状態に戻ることができるのです。

この状態から脱却するためには，どこでいつ気付くのかがとても重要になってきます。食べこぼしや滑舌の悪さは，直接「歯」に関わる問題ではありませんが，「口」に関わる部分ですので歯科医師が受け持つ範ちゅうです。

もし，かかりつけの歯科医院で定期的に検診を受けているのであれば，その

118

ついでに相談することをお勧めします。オーラルフレイルの初期の段階で気付くことができれば、それだけ早期に健康を取り戻せる機会となるはずです。

　オーラルフレイルを食い止めるために歯科医師ができることは、歯の並びを調整したり、入れ歯を作り直したり、被せ物を新しくするなど、正しいかみ合わせにしていくことです。

　「最近、食べ物を口からやたらとポロポロ落としてしまう」

　「食べるときに頰の内側をかむようになった」

　「しゃべっていると唾が飛ぶようになった」

　こうしたことは、ただの年齢のせいだから仕方がないなどと考えず、オーラルフレイルの危険信号だと考えましょう。

　老化は口から始まります。どこかおかしいなと思ったら、かかりつけ歯科医院を受診しましょう。それが健康寿命を延ばすコツです。

注

⑴　Ishidori H, Okihara H, Ogawa T, Abe Y, Kato C, Aung PT, Fujita A, Kokai S, Ono T. "Nasal obstruction during the growth period modulates the Wnt/beta-catenin pathway and brain-derived neurotrophic factor production in association with tyrosine kinase receptor B mRNA reduction in mouse hippocampus." *Eur J Neurosci.* 2022 Jan; 55(1): 5-17.

⑵　Ogawa T, Okihara H, Kokai S, Abe Y, Karin Harumi UK, Makiguchi M, Kato C, Yabushita T, Michikawa M, Ono T. "Nasal obstruction during adolescence induces memory/learning impairments associated with BDNF/TrkB signaling pathway hypofunction and high corticosterone levels." *J Neurosci Res.* 2018 Jun; 96 (6): 1056-1065.

⑶　サイエンス映像学会・林勝彦ジャーナリスト映像塾「あなたの顎は歪んでいませんか？──顎変形症は治せる」武蔵野美術大学映像学科2016年ディレクター演習学生による映像作品 YouTube, https://www.youtube.com/watch?v = kppHRvy6Ckg（2024年9月24日閲覧）。

第Ⅱ部　近年子どもに見られる疾患と口腔機能について

···· ＊＊コラム④＊＊ ····

お口に問題あり!?　ハプスブルク家の悲劇とは

　かつてヨーロッパ全域に勢力を広げたハプスブルク家。その名前は，私たち日本人でも何度となく耳にしたことがあるのではないでしょうか。

　このハプスブルク家に見られる家族性の特徴が「下顎前突症」でした。下顎前突症は「ハプスブルクの垂れ唇」とも呼ばれているくらいです。

　私が学んだ大学病院の矯正科は，顎変形症，先天異常を研究テーマにしていた世界的に珍しい教室でした。そのため，ハプスブルク家の話は上司や先輩方からよくお聞きすることがありましたので，私見も交えてご紹介します。

　ハプスブルク家の富と権力の礎を築いたルドルフ１世（図④‐１）は，下顎角がとても小さく顔貌は四角四面で，徳川家康タイプといえます（コラム①）。ハプスブルク家も徳川家と同じように，末裔とは違い初代のルドルフ１世は下顎角の角度が小さいエラの張った顔をしていました。

　「ハプスブルクの垂れ唇」と称されているハプスブルク家の人の顔については，下顎が出ている受け口だけでなく，奥歯はかめても前歯が開いている開咬状態で，下唇が大きくめくれ垂れ下がっているような感じだったと思われます。

　世代を経るごとにあまりに下顎の突出がひどく，唇を閉じることができない状態だったようです。そのため，ハプスブルク家の男子は皆ひげをたくわえ，少しでも下顎が出ているのを隠したのです。肖像画を描かせるときは，顎を引っ込めて描かせたりもしていたようです。

　カール５世（図④‐２）がスペインを訪れた際には，漁民たちが「あれは顎のお化けでないか」「わしらの３倍はあるぞ」「お口を閉じなされ王子さん。この国のハエは無礼だから，お口の中に飛び込んでしまうぞ」などと揶揄したという話が残っています。日本の武将であったら，このような無礼なことを言う者がいたらすぐに首をはねろと言ったかもしれませんが，そこは争いを好まなかったこの一族の素晴らしいところで，民衆にもおおらかに接していたようです。

　ハプスブルク家に関してはもともと下顎前突の傾向があったものの，その傾向はさらに世代が経るごとにひどくなりました。一族の所有する領土や財産に対する独占欲が歪んだ近親婚を生み出し，下顎角の開大による超長顔面だけにとどまらず，大きな悲劇を引き起こします。

　ハプスブルク家の先祖はもともとスイスの小さな地方領主だったのですが，1273年，神聖ローマ帝国皇帝にルドルフ１世が選ばれると，政略結婚を繰り返して領土を拡大し，1440年フリードリッヒ3世から王位を世襲化するところまでになりました。そのため，「戦争は他家に任せておけ。幸いなるオーストリアよ，汝は結婚せよ」がハプスブルク家の家訓であるかのようにいわれるほどになったのです。

第 4 章 口腔機能の大切さについて

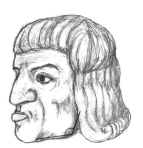

図④-1
ルドルフ1世（1218〜1291）
出所：筆者作成。

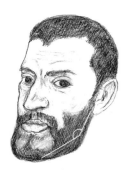

図④-2
カール5世（1500〜1558）
出所：筆者作成。

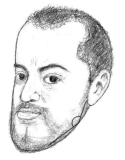

図④-3
フェリペ2世（1527〜1598）
出所：筆者作成。

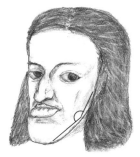

図④-4
カルロス2世（1661〜1700）
出所：筆者作成。

　その後，14世紀になると勢力は衰えましたが，1508年にマクシミリアン1世が当時大富豪だったブルョゴーニュ家に婿入り状態で入ったことから領土の拡大に成功し，孫のカール5世のときには神聖ローマ帝国は「日の沈まない国」と呼ばれるまでになりました（図④-5）。

　その後，弟フェルディナント1世に帝国を譲り，その子孫が神聖ローマ皇帝位を世襲していきますが，息子のフェリペ2世（図④-3）にはスペインを分割し与えたことによって，スペイン系ハプスブルク家が誕生します。

　19世紀初頭，フランス皇帝ナポレオンによって神聖ローマ帝国は解体されましたが，後継のオーストリア帝国の最後の皇帝となったカール1世まで，ヨーロッパ随一の王朝として，1273年から1918年の長きにわたってヨーロッパを統治し，その間

121

第Ⅱ部　近年子どもに見られる疾患と口腔機能について

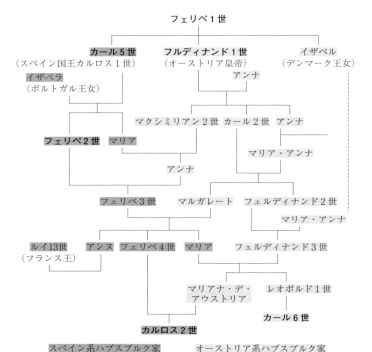

図④-5　ハプスブルク家の家系図
出所：平下斐雄『ハプスブルク家700年の顔の変化——下唇突出の家系』文藝春秋企画出版部，2017年をもとに筆者作成。

受け継いだ文化や産業，芸術を現在に伝えています。

　家訓とまでいわれるように，ハプスブルク家は結婚を通して栄耀栄華を誇りましたが，そのやり方は，近隣の王子や王女に近づいて，結婚することで国を乗っ取り，領土を拡大するというものでした。

　しかも，一族以外に領土が移らぬように，カール5世の頃から近親婚が行われ始め，特にスペイン系ハプスブルク家フェリペ2世の時代からそれが顕著になり，なんと8割が3等親以内の結婚といういびつな事態となります。

　何代にもわたる近親婚の結果として，疾患や障がい，奇形を持った子が生まれるようになっただけでなく，死産も多く，乳幼児期や幼少期に多くが亡くなっています。

　スペインは一時，「無敵艦隊」を擁して領土を拡大していきましたが，病弱な王が続き，戦争にも次々と破れ，幼い時から障がいや感染症に悩まされたカルロス2

世が逝去すると，ついにスペイン系ハプスブルク家は断絶してしまいました。そのため，王位をブルボン家に譲ることになったのです。

カルロス2世（図④-4）は，この一族に共通する下顎骨の大きな突出の他に，必要なホルモンが分泌されない複合型下垂体ホルモン欠乏症と，尿中への酸排泄が障害されて酸血症が生じる遠位尿細管アシドーシスという二つの遺伝子疾患がありました。しかも，骨格異常のくる病も発症したことから背が低く，自立して立っていることもままならなかった上に，心神喪失状態で性的に不能であったと伝えられています。

一方，オーストリア系ハプスブルク家を率いたフェルディナント1世は，一時はオスマン帝国を破り，ハンガリーを奪還したりしましたが，1564年，61歳で崩御しました。

それから176年後，神聖ローマ帝国ではカール6世が男子の世継ぎのないまま亡くなり，長女のマリア・テレジアがハプスブルク家の家督を継ぐことに。これに不満を示したプロイセン王国などとの間でオーストリア継承戦争が起きましたが，イギリスの助けにより何とか継承が認められました。

その後も大国化するプロイセン王国に対抗するため，フランス王太子ルイ16世と娘のマリー・アントワネットを結婚させるも，ドイツ諸侯から反発を買い，神聖ローマ帝国の権威は失墜しました。

ついには，1789年のフランス革命でルイ16世とマリー・アントワネットが処刑されてしまったことは，一族の最大の悲劇としてよく知られています。

このように，ハプスブルク家は長年にわたって世界中の羨望の的でありましたが，その一方で健康面では多くの問題を抱える一族となり，この問題は本人たちしか分からない苦悩も多かったのです。

ジャン＝ジャック・ルソーが左右したマリー・アントワネットの運命

「はじめに」でも出てきたフランスの教育者ジャン＝ジャック・ルソーは教育者としてだけではなく哲学者としても有名ですが，音楽にも精通し多様な能力を持っていました。しかしその反面で五人の子どもは孤児院に入れるなど，問題のある行動も多々見られる人物だったようで，その影響はいろいろなところに波及しています。

「パンがなければケーキを食べればいい」。これは，フランス王妃となったマリー・アントワネットが，フランス革命が起こる前，民衆が貧困と食料難に陥った際に発した言葉だとされています。マンガやアニメの『ベルサイユのばら』の主人公として知られるマリー・アントワネット，民衆の生活苦を横目に贅沢三昧をしていたというのですが……実は，これはまったくの嘘！

第Ⅱ部　近年子どもに見られる疾患と口腔機能について

　　この言葉は，ルソーの『告白』という本の中に，とある高貴な婦人が言ったものとして書いてあったものです。そもそも，この『告白』はマリー・アントワネットが10歳前後の頃に執筆されたもので，この言葉が載っている第6巻が出版されたのは，ルソーの死から10年後，フランス革命の前年の1788年でした。当時，本は貴重で誰でも目にすることができるものではなかったので，フランス革命時，この言葉が運悪くマリー・アントワネットのイメージと重なり，フェイク情報として広まってしまったのでしょう。

　　現代のフランスでも，この言葉はマリー・アントワネットが発したものだと信じ込んでいる人もいるようです。

第Ⅲ部

コロナ禍を経験した子どもたちに今，伝えたいこと
――呼吸器感染症（新型コロナウイルス，インフルエンザウイルス，アデノイドウイルス，RS ウイルス等）から守る――

第5章
子どもにとってのマスクの問題

　コロナ禍において，日本のマスク着用は世界から脚光を浴びることとなりましたが，改めて海外との文化の違いを知ることになりました。

　マスクを装着すると，大人でも呼吸するときに大きな負担になることがあり，特に成長過程にあるお子さんの場合，大きなストレスとなり，その後の成長にも影響が出る可能性もあります。マスク着用が推奨されていた状況下では，マスクを外してもいいタイミングを見つけてあげる必要がありました。

　マスク着用が個人の意思に委ねられた現在，どうするべきか考えてみましょう。

1．マスク着用を問う

1　新型コロナウイルスに対して，マスクは有用か

　2020年からの新型コロナウイルス感染症の大流行に対して，日本人は抵抗なく積極的にマスクをつけ，パンデミックを抑えてきました。

　もし，欧米のようにマスクをつけることに抵抗感がある国民性であったなら，感染者数も死者数ももっと増えていて，完全に医療崩壊を招いていたかもしれません。

　日本では花粉症対策としてマスクが定着していますし，子ども時代の給食当番などで衛生上マスクをしなくてはならない機会もあることからも，マスクに対しての抵抗感が少ないことと無関係ではないでしょう。

　国民の健康や医療などに関する行政を所管する厚生労働省は，2023年3月13日から「マスク着用は個人の判断が基本になります」と，コロナ禍においてのマスク着用を緩和しました。それ以来，街ではマスクをしない人たちの姿もか

126

第 5 章　子どもにとってのマスクの問題

表 5 - 1　マスクの種類と機能

マスクの種類	機　能
防塵規格マスク （N95マスク，DS2規格マスク）	試験粒子（0.3㎛）以上を95％捕集できる
風邪・ウイルス対策用マスク	BFE（バクテリア〈細菌〉ろ過効率）（約 3 ㎛），VFE（ウイルスろ過効率）（約1.7㎛）での試験を通り，99％までのフィルタ捕集する
花粉対策用マスク	花粉（30㎛）の粒子をカットするフィルタを採用することで，息苦しさを軽減する

出所：筆者作成。

なり増えてきています。

　ただし，以下の場合にはマスク着用が推奨されています。

　①周囲の方に感染を広げないために「マスクを着用すべき時」

　　・受診時や医療機関・高齢者施設などを訪問する時

　　・通勤ラッシュ時など混雑した電車・バスに乗車する時

　②自身を感染から守るために「マスク着用が効果的な時」

　　・重症化リスクの高い方が感染拡大時に混雑した場所に行く時

　重症化リスクが高い方というのは，「高齢者」「基礎疾患を有する方」「妊娠中の方」を挙げています。また，本人の意思に反してマスクの着脱を強いることがないように配慮を求めるとしつつ，事業者の判断でマスク着用が求められる場合や，従業員がマスクを着用する場合もあるとしています。

　当然ともいえますが，新型コロナウイルス感染症と分かった場合や感染症状がある方のマスク着用は必須です。

　マスクにもいろいろ種類があるので，ここで少し整理をしておきたいと思います（表 5 - 1）。

　アメリカの CDC（疾病予防管理センター）で行われた検証実験で，2021年 2 月から12月に「屋内の公共の場で常にマスクをしていた方」とそうでない方を

127

第Ⅲ部　コロナ禍を経験した子どもたちに今，伝えたいこと

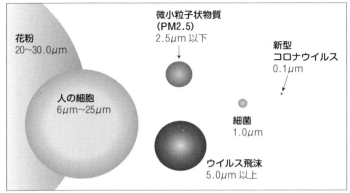

図5-1　粒子の大きさの比較

出所：筆者作成。

比較すると，新型コロナウイルス感染症の陽性になる確率に有意性が見られました。

- 布マスク着用：56％減少
- 手術用（サージカル）マスク着用：66％減少
- N95マスク／KN95マスク着用：83％減少

このように，新型コロナウイルスに対して，マスクの有用性は確認されています。

マスクは，外部から口や鼻を通って入ってくる細菌やウイルスを阻止してくれると期待されていますが，N95のような防塵規格マスクを除けば，マスクのフィルタとウイルスの大きさを考えると，その効果には疑問を持たざるを得ないのは仕方ありません（図5-1）。

マスクの繊維の網目の大きさでいうと，BFE（バクテリア〈細菌〉ろ過効率）の検体の大きさがバスケットボールだとすると，ウイルスの大きさがパチンコ玉となり，「マスクは無意味ではないか」という声も聞かれます。

128

第5章　子どもにとってのマスクの問題

　しかしながら，マスクを幾層にも重ねることで，感染拡大の阻止には効果が生まれてきます。また，飛沫感染には効果が見込めることから，緊急事態宣言中や流行時の密閉空間では，マスク装着が義務となるのは当然のことです。

2　マスクをつけるかどうかは子ども任せにしない

　乳幼児は，自分で息苦しさや体調不良を訴えることが難しく，自分でマスクを外すことができません。特に2歳未満では，マスクによる弊害，危険性が高まると考えられています。

　日本小児科学会では，「乳幼児のマスク着用には危険があります。特に2歳未満の子どもでは気を付けましょう」と注意喚起しており，CDCでも「2歳未満の子どもには，窒息の恐れがあり，マスクをしないように」と発表しています。

　新型コロナウイルス感染症が流行し始めた頃，マスクをどこでもしないといけない雰囲気がありましたが，私は当初より子どもには外してもいいところでは極力外させるようにするべきだと言ってきました。

　そして，2023年5月8日から新型コロナウイルスの感染症法上の位置付けが2類から季節性インフルエンザなどと同じ5類に移行し，3年ほど続いてきた国のコロナ対策は大きな節目を迎えました。これからは，保護者や大人たちが臨機応変に子どもたちをリードしてあげなければいけません。

　体の構造を考えると，マスクは呼吸を妨げるものなので，TPOを無視して「ずっとマスクをしていなさい」と，面倒くさがって指導するようなことはしてほしくないのです。

　「スキャモンの発育曲線」（図2-2）によると，肺は「一般型」に含まれ，第二次成長期に大きく成長をする器官なので，この年齢の子どもには特に気をつけてもらいたいと思います。

　さらに肺活量の変化で見ると，もっと早く7歳くらいから大きく増大し20歳くらいでピークとなります。やみくもにマスクをつけることが正しいとは思わないことが重要です。

129

第Ⅲ部　コロナ禍を経験した子どもたちに今，伝えたいこと

　正直，3年もマスクをし続けると私たち大人でも肺活量が減ったなと感じることがあります。そのような場合は，マスク用のミントスプレーを使ったり，ミント系の胸元に塗るクリームを付けて，呼吸しやすくなるような環境作りをお勧めします。

　ただし，匂いを心地よく感じるか不快に感じるかは個人差がありますので，よく確かめてから行う必要があるでしょう。匂いをつけることで気分が悪くなっては意味がありません。

2．マスク着用の問題点

1　マスクの長時間使用は「口呼吸」を招く

　新型コロナウイルス感染症が広がり始めた頃，海外ではマスクの着用率が低く，法律で罰金などを科した国もありました。

　お隣の韓国でもそういったことがありましたが，調べてみると13歳以下は対象外でした。自分でマスクができない人，呼吸器疾患のある人に適用されないそうですが，こういった条件がしっかりと報道されていないことは非常に残念です。

　子どもを対象外としたのは，判断能力の他に，体の成長を考慮したものだったのではないでしょうか。

　通常，人間は鼻で呼吸しますが，運動などをして酸素を多量に必要とするときは，効率良く酸素を摂取するために，口で呼吸することがあります。

　ただ，マスクをしていると呼吸をするのに負荷が掛かるため，体力のない子どもや高齢者で吸ったり吐いたりする力が弱い方は，大きく息を吸おうとして，知らず知らずのうちに口呼吸に頼る人が出ています。

　万が一，口呼吸が習慣付いてしまうと，成長過程にある子どもは口呼吸しやすい歯並びに変化して，マスクを必要としないときでも鼻呼吸ができなくなってしまうことがあります。

130

第5章　子どもにとってのマスクの問題

そうすると本来，鼻水などで外に排出されていた細菌やウイルスが直接口から入ってくるため，風邪やインフルエンザにかかりやすくなります。

特に鼻疾患のある方は，マスクをしていると温かい呼気を再び吸い込んでしまい，鼻詰まりを悪化させてしまう恐れもありますので，冷たい外気を吸うことも大切となります。このような場合は，ご自身が感染してないことが前提ですが，鼻にだけマスクをして息を吸い，マスクをしていない口から息を吐くような方法がいいでしょう。

第4章でもお伝えしましたが，マスクをしていて乾くはずのない口の中がなぜか乾燥していると感じたことのある方は口呼吸をしている可能性があります。

口呼吸は昔から「万病の元」といわれ，頭痛，発熱，扁桃腺の腫れ，免疫力の低下，集中力の低下などを起こします。また，口呼吸のために口腔内が乾燥して唾液が少なくなると，唾液の持つ抗菌，殺菌作用が働かなくなり，口腔から新型コロナウイルスの感染にも繋がりやすくなります。

口呼吸にならないようにする意味でも，自宅以外でも人ごみのないところなどはマスクを外す時間も必要だと思います。

もちろん，くしゃみなどのときはすぐにマスクを着用し，鼻も覆うことは絶対に必要です。

2　なぜマスクは海外で不評なのか？　マスクの弊害とは

日本では「目は口ほどにものを言う」という言葉があるように，日本人は相手の気持ちを目で読み取ったり，目でコミュニケーションを取ったりしますが，欧米人は口を中心に顔全体でコミュニケーションを取るのでマスクが苦手です。

どちらにしろ，人間は言葉で伝えるほかに，目元や口元の表情で，言葉だけでは通じない意思を伝えることができます。

人間は外敵を判断したり，相手の感情などを予測したりするために，相手の目を本能的に見る習性を持っています。人や動物の目と口は逆三角形に配置されていることから，模様やデザインで逆三角形に配置された点や線を見ると無意識のうちに「顔」に見えてしまいます（シミュラクラ現象）（図5-2）。三口の

第Ⅲ部　コロナ禍を経験した子どもたちに今，伝えたいこと

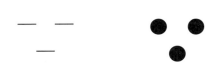

図 5-2　シミュラクラ現象の例①
出所：筆者作成。

何となく顔に見えるコンセント
写真 5-1　シミュラクラ現象の例②
写真提供：筆者撮影。

コンセントなどが代表的です（写真 5-1）。

　しかし，マスクは顔の半分を隠してしまうために，相手の感情などを推し量ることができなくなるため，思わぬトラブルを起こしてしまうことがあります。

　一方，海外ではマスクの着用を拒否して警察に逮捕されたり，飛行機の搭乗を拒否されたりと大きなトラブルになり，ニュースとして報道されたものがいくつもありました。

　地下鉄や飲食店でもトラブルが起きていることから，もう少し穏便に，お互いに思いやる心を持って歩み寄れないのか，私は残念に思います。

　欧米ではマスクというと，仮面や覆面まで含む広い意味で使われることがあるので，正体を隠すための道具としてマイナスのイメージが強いのかもしれません。

　社会の中には，聴覚障害や自閉症，発達障害，感覚過敏，知的障害などさまざまな障害や，呼吸器，皮膚，心臓などの疾患，ガン治療の後遺症，小耳症といった病気が原因で，マスクの着用が難しい方がおられます。

　そのような，やむを得ない事情でマスクをつけられない方のために，一部の自治体では「マスクをつけられません」という意思表示マークのバッジやカードを作成しています。

　今世紀は「人権の世紀」といわれています。地球規模で環境問題や経済格差の問題を含めた人権に関する諸問題を解決し，すべての人の人権が尊重され，相互に共存し得る平和で豊かな社会を現実にすることが求められています。

第5章　子どもにとってのマスクの問題

　2006年に国連総会において「障害者の権利に関する条約」が採択されて，日本は早期に締結を目指しました。しかし，障害者基本法の改正（2011年8月），障害者総合支援法の成立（2012年6月），障害者差別解消法の成立および障害者雇用促進法の改正（2013年6月）など，障害者のためのさまざまな制度改革を行うために時間をかけた経緯があり，2014年に140番目という遅い締結国となりました。

　こうしたことからも，「マスクをつけられません」という意思表示のバッジやカードは，地方の自治体任せにするのではなく，国が主導して全国規模で作っていただけると助かる人も多いのではないでしょうか。

　また，マスクを取り巻く問題として，使い捨てのマスクの行く末が気になります。使い捨てのマスクは紙のように見えますが，実はポリウレタンで作られており，自然界では分解しづらいことから，コロナ禍後の大きな環境問題になるのではないかと危惧しています。

　学校生活において，マスク着用により子どもたちは相手の表情が読めないので，不審に思ったり誤解を生む可能性はあります。そうならないように，できるだけ大きな笑顔で友達と接してほしいと願っています。

　笑顔は免疫力も上げてくれます。なぜなら笑うことは，全身のガン細胞やウイルス感染細胞を見つけ攻撃するリンパ球のNK（ナチュラルキラー）細胞を活性化するからです。NK細胞は生まれたときから人間の体を守ってくれている免疫の大きな要です。

　障がいがあってもなくても，誰もが分け隔てなくお互いを尊重して，誰もが安心して暮らせる豊かな共生社会にしていくためのヒントが，マスク問題から見えてくるような気がします。

第Ⅲ部　コロナ禍を経験した子どもたちに今，伝えたいこと

＊＊コラム⑤＊＊

もともと学校好きだった私をやる気にさせてくれた先生方に感謝

　2017年の中尾小学校の6年生のDMF歯数（現在むし歯，抜歯となった歯，ある
いは治療済みの歯の本数）は，過去最低値の0.08を記録しました。フッ素洗口など
使わず，昼の歯みがきも歯磨剤を使用しないで，これほど素晴らしい数値を出せた
のは，どのような時期にどういったむし歯がどのようにできるのかを十分調べるこ
とができて，それに対して効果的な対策が取れたからです。私が学校歯科医になっ
た1989年のDMF歯数が3.9だった頃とは，まさに隔世の感があります。これは
"奇跡"に近いといってもいいと思います。

　ここで，35年間の学校歯科医生活で忘れられない二人の先生のエピソードを紹介
します。

応援してくださった校長先生

　このことに一番喜んだのは，当時中尾小学校の校長だった高橋宏明先生ではない
かと思います。私は学校歯科医になってからいろいろな校長先生と知り合うことが
できました。皆さんとてもいい方ばかりでしたが，中でも高橋校長は歯の健康に熱
心に取り組んでおられましたから，その思いはひとしおだったと思います。

　高橋先生は私と会って間もなく，私の取り組みを見て，「江口先生，これは子ど
もたちにとってとてもいいことですよね。どんどんやってください」と応援してい
ただきました。

　子どもたちに対して一生懸命な気持ちで一杯な私としては，「どうしたらDMF
歯数を下げられるか？」「どうしたら子どもたちの理解を得られるか？」などの答
えを探るのに四六時中頭を使うようになりました。どうやら，私も子どもたちと一
緒に，高橋先生に乗せられてしまったようです。

　高橋先生はとてもやる気を出させるのが上手で，何度も他の先生方との集まりに
私を呼んでいただいたりして，"私一人ではむし歯を減らすことはできないかもし
れないが，多くの先生方の協力を得られれば可能かもしれない"という気にさせて
くれました。

　私は指導する小学校に毎日行くわけではないので，立場を弁えてあまり出しゃば
らないようにしなければと思っていたのですが，子どもたちのために気がはやって，
ついつい出過ぎたことをしたこともありました。

　しかし，そのかいもあってPTAの方々にも理解をいただくこともでき，皆さん
から「歯を大切にするというのが中尾小学校の特色だ」と公言していただくまでに
なったのです。

　ありがたいことに，私と中尾小学校が取り組んでいるいろいろなところに目を向

けていただき，私たちがしていることが，ただむし歯を減らすだけではないことに気付いていただけたようです。その頃から，全国各地の行政や市議団などから「市内の学校に本腰を入れて取り入れたいから指導してほしい」という要請も来るようになりました。週刊誌では私のことを「ミラクル校医」などと呼んで取り上げていただくようになりました。

忘れることのできない養護教諭

それともう一人私を大きく変えたのは，就任当時に教えていただいた養護教諭の吉田光子先生の熱心な指導でした。吉田先生との関わりが，私の診療が対処療法から予防重視へと変わった最初の大きなきっかけとなったのです。そういう意味では，吉田先生は私の人生を大きく変えてくれた方だといっても過言ではありません。

実は，中尾小学校のむし歯を激減させた昼休みの「歯みがきタイム」は，吉田先生が最初にやられていたものです。私は，どちらかというとアシストするような立場で関わっていたに過ぎません。

私は，吉田先生から学校との良好な関係の構築の仕方やコミュニケーションの取り方を学ぶとともに，乳歯から永久歯に生え替わるタイミングでの歯のケアの重要性を強く感じることができるようになったのです。

吉田先生のはじめた昼休みの「歯みがきタイム」はその後も受け継がれ，中尾小学校は2008年に「神奈川県最もよい歯の学校」を受賞して以来，連続で「神奈川県歯科保健優良校」を受賞し，2013年，2015年は同賞の最優秀賞に選ばれるという栄誉を授かりました。

また，全国でも5年連続で「全日本学校歯科保健優良校奨励賞」の表彰を受け，2014年にはついに「全日本学校歯科保健優良校表彰」小学生の部で，「文部科学大臣賞」を受賞することができました。

さらに，2018年には「日本歯科医師会会長賞」を受賞し，日本の学校歯科保健における金メダルと銀メダルを受賞したことになります。

健康を数値で表すことのできるものは他にもありますが，歯科検診はほとんど全てが数値で表記されます。もともと数字の好きな私にとって，毎年の子どもたちの検診結果が楽しみでした。この二人の先生方の後押しもあり，これらの賞は，いろいろやらせていただいた事業の自分に対する成績でもありました。子どもたちのため学校のためでもありますが，自分の納得いく仕事をさせていただいたことに感謝します。

第6章
ワクチンも大切だけど免疫を高める方法を知ろう

コロナ禍で，ワクチン接種については賛否が二分しました。もともと人間は外部から侵入するウイルスや細菌からの感染を守る防御機能を備えていますが，この人間の防御機能をより高められる方法を知っていただきたいと思います。また，うがいについても当たり前と思っていたことが実は間違いであることもあります。正しいと思って続けた結果がとんでもないことになってしまわないように，子どもにとって有効なうがい方法をご紹介します。

1．改めて新型コロナウイルス感染症の予防策を確認しよう

1　免疫力を上げる大事な生活習慣と食

　新型コロナウイルスの感染症法上の位置付けが2類から5類に移行したからといって，新型コロナウイルス感染症の症状が弱まったわけではありません。新型コロナウイルス感染症の予防策として，三密を避けること，そしてうがいや手洗い，加湿が大切であるというのは常識となっています。

　これらに加えて，個々の生活の中で免疫力を高めるにはどうしたらいいのか，考えてみました。以下の二つのことに注意していただければと思います。

　まず一つ目は，自律神経の交感神経と副交感神経のバランスを整えることです。

　自律神経は，心臓に代表される内臓系に関わる神経で，自身の意志とは無関係に常に機能するように指令を出しています。自律神経には，覚醒時や活動時に働く交感神経と，睡眠時や休息時に働く副交感神経の二つがあり，それぞれがバランスを取りながら働いています。

　交感神経と副交感神経は，自動車のアクセルとブレーキの関係にもたとえら

第6章　ワクチンも大切だけど免疫を高める方法を知ろう

れ，副交感神経はリラックス状態のときに優位になる神経です。副交感神経が優位になると，心拍数や血圧が下がり，呼吸が深くなり，腸の動きが活発となります。交感神経と副交感神経の活動が交互に行われることで，免疫細胞の働きを活性化し，免疫力を高める効果があります。

　ですから，運動したりストレスがたまったりした時には，しっかり休息をとることが大切になってきます。具体的に，免疫力を上げるには下記が挙げられます。

- 十分な睡眠をとる
- 寝る前にパソコン画面を見ない（交感神経を刺激してしまいます）
- 規則正しい生活を送る
- 柔軟体操のような適度な運動する
- 体温を下げない（体温が1度下がると免疫力が30％失われます。部屋の温度を温かく保ちましょう。また，室温を上げるときは必ず加湿してください。）
- よく笑う

　ここに紹介したようなことを取り入れて，ストレスがたまらないような生活を送ることが大切です。これによって確実に免疫力はアップします。

　そして二つ目は，腸内環境を整えることです。

　免疫細胞の7割が腸内にあるため，腸内環境を整えて，善玉菌が増えるような環境作りがとても大切になります。そのためには食事が非常に重要な要素となります。

　腸内の善玉菌の大好きな食べ物が食物繊維，発酵食品，オリゴ糖です。むし歯菌が砂糖を食べることで歯を溶かす酸を出すのとは対照的に，腸内の善玉菌は食物繊維などを食べることで短鎖脂肪酸という，腸の健康を維持する上で重要な役割を果たし，免疫力を高める脂肪酸を生み出します。

　食物繊維を摂れる食材としては野菜や果物が代表的で，特にニンニクやバナナ，オクラ，モロヘイヤ，海藻などはビタミンやミネラルも豊富でオススメで

第Ⅲ部　コロナ禍を経験した子どもたちに今，伝えたいこと

す。発酵食品では納豆，漬け物，味噌，そしてヨーグルトなど乳酸菌を含む食品，オリゴ糖ではハチミツなどが代表的です。

　その他には，しっかりタンパク質を摂ることです。タンパク質は免疫細胞の骨格を形成し，免疫細胞の働きを活性化します。抗体（異物を排除するタンパク質）やサイトカイン（免疫細胞を刺激，集積，増殖させるタンパク質）などの免疫物質を合成するためにもタンパク質が必要になってきます。

　タンパク質を多く含む食品としては，肉，魚，卵，乳製品，豆類，大豆製品などが代表的です。これらの食品をバランスよく摂取することで，免疫力を高めることができます。

2　舌をみがくと免疫力が上がる

　体内に細菌やウイルスが侵入しようとすると，血液中の「抗体」が侵入を防いでくれる免疫という機能が人体には備わっています。実は唾液の中にも「IgA」という抗体があります。

　抗体は胎児のときに母親の胎盤を通して血液に入ってくるのが基本ですが，生まれたばかりの乳児はこの IgA を持っていません。IgA は出産直後に口にする初乳から肺や腸などに入ってきます。子どもの体内に入った IgA は唾液や粘膜表面に存在し，細菌やウイルスの侵入を防ぐとともに，細菌やウイルスの毒素を無効化する働きもしています。

　ところが，その口腔内がいろいろな菌やウイルスに感染して汚れてしまうと，この免疫システムの許容量を超えてしまい，対応できなくなってしまうこともあります。そうならないためにも，日頃の歯みがきや舌みがきが大切になってきます。

　口腔内をきれいにすることで IgA の働きを高め，口腔内疾患を予防します。しかも，口腔内での悪玉菌の繁殖を抑えることは，結果的に腸内環境を整えることに繋がります。つまり，口の中をきれいにすることで腸内環境が良くなり，腸内の善玉菌が増えて免疫力も上がると考えられているのです。特に，歯みがきだけでなく舌ブラシを使って舌をきれいにすることで，腸内環境がぐっと良

第6章　ワクチンも大切だけど免疫を高める方法を知ろう

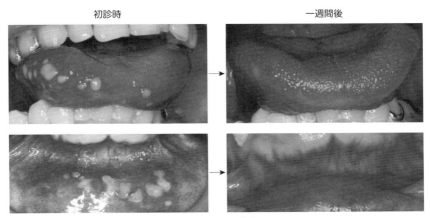

写真6-1　口内炎

写真提供：筆者撮影。

くなります。

　近年，IgA抗体が新型コロナウイルス患者の感染性ウイルス排出を防ぐという研究発表も出てきています。

　いずれにしろ，口腔内に炎症が起これば組織が破壊されて，そこから細菌やウイルスが侵入しやすい状態になりますので，口腔内の状態には注意を払うようにしましょう。

　あるとき，「3日前から口腔内全体に口内炎が発症して，いろいろな診療室に行って薬をもらったが，いっこうに治らない」という60代男性が当院を訪れました。

　その男性には舌みがきの方法をお教えして，1週間ほど経ってからもう一度来てもらうことにしました。すると1週間後，当院を再訪した男性は，「先生の言われた通り舌みがきをしたら，すっかり良くなりました」とニコニコして，お礼を言ってきました（写真6-1）。

　この場合，口腔内をきれいにしたせいか，免疫力が高まって治ったのか判断できませんでしたが，口腔内を清潔にすることの大切さが分かった症例となりました。

第Ⅲ部　コロナ禍を経験した子どもたちに今，伝えたいこと

3　うがいをするなら水道水で十分

　新型コロナウイルス感染症が大流行した2020年夏，殺菌消毒材として知られるポビドンヨードを含むある洗口剤で洗口すると，唾液からウイルスが検出される人が減ったという意見もありました。

　専門家によると，ポビドンヨードによるうがいで唾液中のウイルスが減るのは当然だとしつつ，ただしそれが感染症の予防になるかどうかは疑問としています。

　ポビドンヨードで毎日洗口すると，口腔内を感染などから守ってくれる常在菌も殺してしまうため，細菌の共生関係のバランスが崩れたり，生体組織を傷めたりする可能性があるので，予防どころか，かえって症状をひどくすることもあり得ます。

　実際，ポビドンヨードで洗口した人と水道水で洗口した人のどちらが風邪をひいたかという研究では，ポビドンヨードで洗口した人のほうが多く風邪をひいたという論文も出ています。

　うがいは水道水で十分です。毎回洗口剤を使う必要はありません。洗口剤は唾液に含まれる免疫作用を壊したり，口内に必要な細菌まで殺してしまうことになり，かえって感染を起こしやすくなるリスクもあるのです。

　特別なことをしなくても，普通に毎食後，歯みがきをすることが，ウイルス感染の予防にも繋がるのです。

4　口腔機能を高められる「うがい」の仕方

　新型コロナウイルス感染症が流行し始めた比較的早い時期から，感染症の患者の唾液から新型コロナウイルスが検出されたという報告がありました。それ以来，学校や職場での歯みがきが敬遠されるようになりました。

　昭和50年代から減り始めたむし歯でしたが，歯みがきをする機会が減った影響で，地域によってはむし歯が増加しつつあり，残念なことに児童生徒の歯周病も増えてきています。

　学校によっては，昼休みに全校児童生徒で行っていた歯みがきが中止になり，

140

第 6 章　ワクチンも大切だけど免疫を高める方法を知ろう

その代わりにブクブクうがいを行うことでむし歯の増加を食い止めようとしている学校もあります。

ブクブクうがいには食物残渣（食べ物の残りカス）を取り除くことにより，むし歯や歯周病から守るだけでなく，近頃話題の口腔機能不全症やオーラルフレイルの予防にもなります。

では，コロナ禍においての職場や学校でのむし歯対策について考えてみましょう。

食事をするたびに，歯みがきができることに越したことはありませんが，職場や学校などでは洗面台設備の大きさや数に限りがあり，現状では密集するため行うのは難しくなっています。

むし歯は，第 1 章でも説明したように，プラーク中のミュータンス菌に糖分が加わることで酸を作り出し，その酸によって歯に穴が開いてしまうことから発生します。

ただ，このプラークもできたばかりでは酸を作り出すことができず，酸を発生させるのは 2 ～ 3 日経ったプラークに限られます。ということは，毎食後に完璧に歯をみがけばプラークは残らず，いくら糖分が加わろうとも酸が出ないのでむし歯になることはありません。

しかし，"完璧に" 歯をみがくことは相当にハードルが高く，特にみがき癖などがある場合は，みがき残したところにむし歯ができてしまうリスクからは逃れられません。

いったんプラークができてしまうと，ネバネバが強く歯にくっついてしまうため，普通にうがいしただけで取り除くのはかなり難しくなります。

仮にこのネバネバを取り除くことができないとしても，新たに糖分が吸収されなければむし歯になることはありません。糖分が吸収されないようにするためには，食後すぐにできるだけ強い水流でうがいする必要があります。

「たかがうがい」と侮ることなかれ。頬を大きく膨らませ，左右交互にへこますのを30秒，口の前方を膨らませ舌を前後に移動させるのを30秒やってください。結構大変です。

141

第Ⅲ部　コロナ禍を経験した子どもたちに今，伝えたいこと

このブクブクうがいは唇の内側の口輪筋を締める運動になるので口呼吸を予防し，結果的に風邪やインフルエンザ感染予防，むし歯や歯周病，さらには不正咬合までも予防します。

5　ブクブクうがいで口腔機能を改善し不正咬合を予防

今の子どもたちは，紙のおもちゃの吹き戻し（口にくわえて吹くと丸まっていた先の部分がスーッと伸びて，息を止めると先からクルクルと戻ってくる笛のようなもの）や，ゴム風船を膨らませるような遊びを通して，自分の口の中に空気をためて何かに息を吹き込むようなことをしなくなりました。

しかも，幼いうちからストローを使ってものを飲む習慣がついているため，吸うことばかりで，頬を膨らませることが減りました。吸うことで常に頬の筋肉は収縮していることから歯列が狭くなり，歯列を広げる矯正が必要となるケースも増えています。

ブクブクうがいをはじめとした頬を膨らませる運動は頬を軟らかくするので，頬が歯列を内側に倒してくる力を弱め，歯列の狭窄や不正咬合を防ぐことに繋がります。

また，ブクブクうがいは口内をきれいにするだけではなく，口腔機能を高める運動にもなります。唇の下にある口輪筋を閉じる運動は，子どもたちだけでなく高齢者にとっても大切です。

口唇をしっかり閉じる運動は，前歯が外側に倒れていくことや，食べているものが口から飛ぶといったオーラルフレイルの症状を予防し，しかも顔のシワを減らしてくれます。

また，これらの筋肉を動かすことは唾液をたくさん出すことに繋がり，唾液の成分は歯や歯肉を守るだけでなく，免疫物質（IgA）のほか，消化吸収を良くする分解酵素や止血作用のある酵素，抗ガン作用や若返りの効果のあるホルモンなどが含まれています。

第6章　ワクチンも大切だけど免疫を高める方法を知ろう

2．歯みがきでできる予防はむし歯や歯周病だけではない

1　歯みがきはインフルエンザ感染防止になる

　歯科医師である私が，インフルエンザ感染予防に取り組むきっかけとなった
のは2009年のことです。

　この年，私が秋の検診で中尾小学校を訪れると，当時の校長先生が玄関まで
飛び出してきて，私に抱きつかんばかりに駆け寄って，

　「江口先生のおかげです！」

と，いきなりおっしゃってくるのです。何のことかさっぱり分からなかった私
が聞き返すと，

　「周囲の小中学校がみんなインフルエンザで学級閉鎖や学校閉鎖しているの
に，うちの学校だけがインフルエンザの発症がほとんどないんです。他の学校
との違いを考えると，どうしても昼の『全校一斉歯みがき』と江口先生の歯み
がき指導しか思い浮かびません。歯みがきとインフルエンザ，何か関係がある
のではないですか？」

と，おっしゃいました。

　私は，以前にテレビ番組で「プラークのなかにあるプロテアーゼというタン
パク質を分解する酵素が気道の粘膜を傷つけて，インフルエンザウイルスに感
染しやすくする」という話が取り上げられていたことを思い出しました。口腔
内を清潔に保ち，プラークをつくらないようにするとインフルエンザにかかり
にくくなるといわれていたのです。

　その話を校長先生にすると，

　「やっぱりそうですか。インフルエンザだけじゃなく，風邪も少なくなって
いるんですよ」

と，納得された様子でした。

　この2009年は，メキシコで確認された新型の豚インフルエンザが世界中で猛
威を振るい，死者数は全世界で約28万人，日本でも203人もの死者を出しまし

143

第Ⅲ部　コロナ禍を経験した子どもたちに今，伝えたいこと

た。横浜の小学生も犠牲になったというニュースを聞いて，私自身も非常に
ショックを受けました。

　"口腔内の状況によってインフルエンザにかかりにくくなるというのなら，
私たち歯科医師にも何かもっとできることはあるのではないか――"

　そうした思いから，私は口腔や歯と病気の関連性をいろいろと調べ始めたの
です。

　2004年に発表された東京歯科大学の奥田克爾教授らの論文によれば，「口腔
ケアを行うとインフルエンザの感染が10分の1になった」と報告されています。[1]

　また，インフルエンザ感染後に治療薬としてタミフルとリレンザがよく用い
られますが，口腔内の細菌がその利きを悪くするという鶴見大学の濱田良樹教
授による論文も出ており，歯みがきの重要性がますます注目されています。[2]

2　ウイルス感染より口の細菌が起こす肺炎が危ない

　第3章でも述べていますが，インフルエンザウイルスに感染すると，最悪の
場合，死に至ります。その死因で一番多いのは細菌性の肺炎で，正確に言うと，
これはインフルエンザウイルスによって亡くなるのではなく，体力がなくなっ
た状態で細菌に感染し，肺炎を起こして亡くなるのです。

　実は，新型コロナウイルスでも同じことが起こっています。新型コロナウイ
ルスは，肺の細胞に感染して炎症を引き起こし，呼吸困難や肺炎を引き起こし
ますが，インフルエンザウイルス同様，細菌性の肺炎を併発することがありま
す。この細菌性の肺炎は，新型コロナウイルスによる肺炎よりも重症になりや
すく，死亡のリスクが高くなるのです。

　また，1918～1919年に流行したスペイン風邪では6億人が感染し，5,000万
人の死者を出したといわれていますが，その多くの死因はウイルスそのものの
感染ではなく，二次的に感染した細菌性肺炎だったといわれています。

　細菌性肺炎を併発し，亡くなった方の原因の多くはいわゆる日和見感染（免
疫力が低下したときに発症するさまざまな感染症や病気）で，その中には口腔内に
も見られる菌が原因となっていることもあります。

144

第6章　ワクチンも大切だけど免疫を高める方法を知ろう

　日和見感染を起こす菌はもともとどんな人の口の中にも存在しているもので，通常では何の問題も起こさない菌です。しかし，インフルエンザウイルスや新型コロナウイルス感染などで体力が消耗し，免疫力が落ちたときに牙をむいてきます。特に体力のない子どもや高齢者には危険なので，普段からの歯みがきが大切になってきます。

　口腔ケアによって，口腔内に存在している細菌性肺炎の原因菌を減らすことができます。つまり，歯みがきによって細菌やウイルスの感染，増殖，そして疾病の重篤化が防げる可能性があるわけです。

　当然，新型コロナウイルスに対しても同様の可能性が十分あるので，歯みがきの大切さを意識していただきたいものです。

③　歯みがきの有効性をもっと知ってほしい

　新型コロナウイルス感染症の流行以前から，「指導校を日本一に導いた歯科医師」として多くのマスコミから取材を受けるたびに，私は感染症予防としての歯みがきの重要性を記者の皆さんにお話ししてきましたが，なかなか興味を持っていただくことができずにいました。

　2016年にもインフルエンザが大流行し，2月15日には「全国的に警報レベルに達した」と国立感染症研究所の発表があったほどです。2月1日～7日の週には，都道府県別では神奈川県が報告患者数トップ（1医療機関あたり48.95人。全国平均34.66人）となってしまいました。

　それにもかかわらず，中尾小学校では学級閉鎖はなく，ピークだった2月には欠席者ゼロの日もあったほどです（ちなみに全国の保育所，幼稚園，小学校，中学校，高等学校での学級閉鎖数は3万1,415人，欠席者数は51万3,672人にも及びました）。

　「歯みがきがインフルエンザ予防に効果がある」と私は確信していましたが，実際にこの状況を目のあたりにして，一番驚いたのは実は私自身だったのです。

　インフルエンザにかかった子どもが少なかったという報告は，中尾小学校だけでなく，校内で歯みがきを実践している他の学校でも確認されました。もはや学校歯科医の間では常識となっているほどです。

145

第Ⅲ部　コロナ禍を経験した子どもたちに今，伝えたいこと

　私の活動を知っている歯科医師や学校関係者の方とお会いすると，

　「江口先生の言われる通り，歯みがきを学校でさせるようになってからインフルエンザは減りました」

と，お声をかけてくれることが何度もありました。

　歯みがきの重要性は，歯周病菌による全身疾患への影響が知られるようになった近年，成人においては再認識されています。

　しかし，子どもに対しては，むし歯数の減少に伴って歯みがき推奨活動が減少し，残念ながら関心の低い地域も当時はまだありました。

　居ても立ってもいられなくなった私は，歯みがきがインフルエンザの予防となる根拠とこれまでのデータをまとめて，歯科専門論文誌の『デンタルダイアモンド』2018年8月号に「学校現場でみた歯みがきとインフルエンザの関係」を投稿したのです。

　これが多少なり影響を与えたのか，あるいは現在の対策ではどうにもならないところまできたのか，2018年のインフルエンザ大流行の際には，内科の医師までも「インフルエンザ予防には歯みがきが大切だ」と言い出したほどです。

　もっとも，それ以前から医師の中でも歯みがきの重要性は知られていたのですが，やっと表に出てきて定着したことに安堵しています。

　そして，2023年5月8日から新型コロナウイルス感染症は5類感染症の扱いとなったのをきっかけに6月から中尾小学校では昼の歯みがきを再開しました。全国的に夏以降インフルエンザウイルスやアデノウイルスによる感染症，手足口病が流行し学級閉鎖や学校閉鎖が起きていますが，2024年11月現在まで当校では学級閉鎖など起きておりません。

　いまや歯科医師の役割も，「歯」だけでなく，健康全般を守るものに変化しています。歯みがきがウイルス感染対策に有効であることをもっと周知できたら幸いです。

注
（1）　地域保健研究会口腔ケアによる気道感染予防研究委員会編『口腔ケアによる気道

第 6 章　ワクチンも大切だけど免疫を高める方法を知ろう

　感染予防——口腔ケアによる気道感染予防教室の実施方法と有効性の評価に関する
　研究事業報告書』社会保険研究所，2004年。

(2)　濱田良樹「口腔内細菌とインフルエンザ重症化との関連性——口腔内細菌はイン
　フルエンザウイルスの進撃を支援する!?」『歯界展望』122号 2 巻，2013年，
　205-208頁。

第Ⅲ部　コロナ禍を経験した子どもたちに今，伝えたいこと

＊＊コラム⑥＊＊

高校での奇跡体験から「できないことなど何もない」と伝えたい

　以前，マスコミの方から「どうしてそんなに学校歯科保健に対して熱心なんですか？」と聞かれることがよくありました。

　私自身そんなに気にしていたわけでもないのですが，改めて思い起こしてみると一つには学校が好きだったことと，子どもたちが秘めている能力に対して何かちょっとしたアドバイスぐらいならできるのではないかという気持ちがあったからだと思います。

　それからもう一つの大きな理由となるのは，高校時代に経験した人の集まる学校自体にも，想像もできない奇跡を起こす力があることを知ったからでしょう。

学生時代によい経験をしてほしい

　私が小学校，中学校に通っていた昭和40年代は何でも画一的な大量生産時代で，教育も他の例にもれず，個性など認めないような時代でした。生き方に「正解」などはなく，多様性が認められている現在とは大きく異なり，問いに対しては正解が一つしか認められないような教育は，私にとっては非常につまらないものでした。

　現在のように個人を尊重する教育は私にとってうらやましい限りで，これほど教育が充実した時代に私にできることなどまったくないように最初は感じていたほどです。

　15年前，私が卒業した横浜市立方騎が原中学校の同窓会会長を依頼され，それから毎年，「卒業生を送る会」に招かれるようになりました。そこで卒業生たちに中学校を卒業してから失敗しないように注意すべきことを話すようになりました。

　「十代はチャレンジしなくてはいけないことがたくさんあるけど，一度失敗してもそれを乗り越える努力をして，どんどんチャレンジして下さい」

　そのように卒業生に語りかけ，私の失敗談から始まり，私の高校時代に起きた奇跡のような出来事を話しています。それは今でも私の励みになっていて，忘れられない教訓となっていることでもあります。

　それは，私が進学した桜美林高校の野球部が夏の甲子園で初出場初優勝を成し遂げたことです。

　当時，私の高校は強豪校と呼べるほどの実績はありませんでしたし，豪速球投手やホームランバッターがいるわけでなく，プロ野球に進むような選手は誰一人いませんでした。選手たちは平均身長172㎝と，とても激戦の西東京大会を勝ち抜いてきたメンバーとは思えないような体格でした。

　そんな彼らが，前読売ジャイアンツの監督・原辰徳率いる東海大学附属相模原高校や，後にヤクルトスワローズで活躍した「サッシー」こと酒井圭一擁する長崎海

148

第6章　ワクチンも大切だけど免疫を高める方法を知ろう

星高校など，並みいる強豪校を差し置いて決勝に進出したのです。

　しかも，決勝での相手は，これまた甲子園常連の強豪校だったPL学園です。彼らは粘り強く戦い抜き，延長戦の末，なんとサヨナラ勝ちを収めて優勝を飾ったのです。地元町田市が挙げてのお祭り騒ぎになったことは本当に忘れられません。チームは一丸となって朝から夜まで猛練習し，ものすごい努力を重ねていたのを私は知っていました。甲子園で優勝の瞬間を見せてもらったことに本当に感謝しています。

　私は，彼らから努力の素晴らしさを教わりました。そして，奇跡を起こすのは不可能ではないことと，それを信じる力を与えてもらいました。

　実は，私は子どもの頃から野球には親しんでいて，小学生になると少年野球チームに入って本格的に取り組み，野球三昧の日々を過ごしてきました。しかし，小学5年生の時に転校し，そこで野球をする環境がなく辞めたことを機に，中学校，高校でも野球とは縁遠くなってしまいます。その後，大学の4年生になってから野球を再び始めるようになり，開業して三つのチームでプレーし，元プロ野球選手や甲子園出場経験のある人ともプレーしました。歯科医師会のチームでは長年，監督兼四番打者として試合に出場し，草野球も決してレベルの高いところではない同業の大会でしたが満塁ホームランを打ったり，大会通算打率7割5分を記録したりしたこともありました。

　7年程前に野球は引退しましたが，いま思えば，どうして中学・高校時代にやらなかったのかと少々後悔に近い気持ちになることもありました。

　「もし，周りにチャレンジを後押ししてくれる大人，いいアドバイスをしてくれる大人がいてくれたら……」と考えたこともありました。

　でも，どういう因果か私が野球をやめるとすぐに，当時在籍していた日本学校歯科医会に日本高校野球連盟よりマウスガードの普及の依頼が来たのです。そして，なぜかその担当を私がすることになったのです。当初，マウスガードの効果を浦和学院高校と川越工業高校の野球部に協力を得てデータを取るだけでしたが，データ取りが進むとさらに「全国の球児にいいマウスガードを作ってもらえるようにしてほしい」との依頼が来たのです。この裏には他のスポーツの台頭で野球人口が減ってきているという厳しい事情があったのは知っていましたので，時間的にかなり厳しい状況でしたが，全国の歯科医師会の会長にお願いして，各県の高校野球連盟からマウスガードの依頼が来たら地域のマウスガードに精通した歯科医院を紹介していただけるシステムを作ったのです。

　ちなみに当時，協力していただいた浦和学院高校はその年の夏の甲子園100回大会に出場し，優勝した大阪桐蔭高校に負けたもののベスト16まで進みました。もちろんチーム全員がマウスガードを使って甲子園に出たのは初めてだと思いますが，

149

第Ⅲ部　コロナ禍を経験した子どもたちに今，伝えたいこと

そこにいた4番バッターの蛭間選手はその後，早稲田大学に進み早慶戦で2試合続けて試合を決めるホームランを打ち優勝する場面を私は家で見ていました。嬉しくて浦和学院高校の副校長先生にメールすると「彼はまじめで本当に性格のいい選手です。」とおっしゃっていました。そして，数年前西武ライオンズにドラフト1位指名されたのを本当にうれしく思っています。近年，甲子園で多くの球児がマウスガードを使用するようになってきました。どうかケガが無く素晴らしいスポーツ人生を歩んでもらいたいと願っています。

　個性よりも画一的，平均的な人間が求められていた当時は，個人に合わせたきめ細かい指導やアドバイスなどを受けることはまずありませんでした。

　私が子どもたちに伝えたいのは，自分の可能性というものは努力によって変わるということと，小学校や中学校の時点で「できない」なんて諦めてほしくないということです。

　そのためにも，子どもたちが将来へ向かって飛び立つ過程で何かお手伝いができないか，小学校や中学校でも，もっと特色のある学校づくりができればいいのではないかと思うようになったのです。

　そうした中で，学校歯科医として私にできる唯一のことは，未来に向けて不自由なく健康に過ごしてもらえるような学校歯科保健を作り上げることだったのです。

学校歯科医も恩師と呼ばれ感激

　そうした私の活動が報われるような出来事が，神奈川県全域・東京多摩地域で発行されている地域情報紙『タウンニュース』2022年3月17日号に掲載されています。

　「高校選手つなぐ“歯の恩師”二俣川『江口歯科・矯正』」というタイトルで，かつて私が担当校で歯みがき指導をした2人の高校生が，ラグビーとレスリングというスポーツの世界で，全国レベルで活躍しているというものでした。

　学校歯科医をしている歯科医院には学校で指導しているから，たくさん同校の子どもが来ているかというとそうでもなく，レスリングで活躍した彼も高校生になって初めて来院しました。文部科学大臣賞を頂いたことを，取材に来た同紙のために集合写真を撮ることになった当時，「僕，江口先生と一緒に撮るんだ」といって私の懐に入ってきた子だったので忘れるはずはありません。別のときに，ラグビー選手の彼も来院しました。2人は別々の中学校に進学して，小学校卒業以来ほとんど会うことはなく，2人とも歯の治療で私の診療室を訪れて，偶然再会したのです。

　私は，そんな2人を後押しするため，マウスピースをプレゼントしました。そのかいがあったのか，半年後，診療所に一本の電話がかかってきました。「江口先生，お陰様で神奈川県大会で優勝できました。そしてインターハイに出場できることになりました。」というとてもうれしい知らせでした。そして，もう1人も3連覇は

150

第6章　ワクチンも大切だけど免疫を高める方法を知ろう

逃したものの冬の花園でラグビー全国2連覇という優秀な成績を挙げ，卒業前に2人が首にメダルをかけて診療所に活躍を報告しに来てくれたのです。その様子が先程のタウン誌に取り上げられたというわけです。

　かつて歯みがき指導をした子どもたちが私の診療室に来てくれることはもちろん，夢に向かって活躍している姿を見ることが，これほどうれしいことだとは知りませんでした。私が今までやってきたことが間違っていなかったと，改めて感じた出来事となりました。

　また，うれしい後日談として，そのラグビー選手と小学校6年のときの担任の先生との再会も忘れられません。

　私の診療室の待合室で，偶然にも2人が一緒になったので，私が担任の先生にかつての教え子であることを伝えると，先生は目を丸くして，「え〜○○君？　本当に君なの？　立派になったねえ」と何度も確かめるではないですか。それはそうです。日本一を2回も経験したのラグビー選手なのですから，小学生の頃からは想像もできない185cm100kgの立派な体格に成長しています。先生が何度も本人かと尋ねる様子がおかしかったのですが，最後は大喜びしている姿が感動的でした。

　また二人を知る当時の校長で現明星大学客員教授の高橋宏明先生からは，「大いなる喜びの一つに，成長した教え子に再会することがあります。江口先生もその喜びを享受されたのは，すごいと思いました。校医としては稀有のことではないでしょうか。先生の足跡の素晴らしさだと思います。」といううれしいメールをいただきました。

第7章
子どもの外傷を未然に防ぐ

　コロナ禍において全国の消防署の救急搬送の要請は記録的な数となりました。そのため到着時間が大幅に遅れたり，不眠不休で対応に当たった救急隊員が居眠り運転で事故を起こしたり，社会問題にもなりました。

　成長過程にある子どもは，体に対して頭部が大きいためバランスが悪く，転倒すると頭部から地面に突っ込んでしまいがちです。そのため，救急搬送しなければいけないほどの重症になる場合も多くなります。

　実は，低年齢児の救急搬送の上位は歯みがき中の事故が占めています。そのような事態にならないように注意点を述べていきます。

1．乳幼児に多い歯みがき中に起きる事故

1　コロナ禍での子どもの救急搬送が増えた

　新型コロナウイルス感染症の感染拡大，それから高齢化の進展などを背景として，ここ数年，救急車による救急出動件数は爆発的に増加しています。

　総務省消防庁の発表によると，2022（令和4）年中においては約723万件と，前年比で16.7％と大幅に増加して，集計開始以来，最多となったといいます。

　約619万件の救急出動件数のあった2021（令和3）年のデータ分析では，交通事故の割合は減少している代わりに，急病の割合は増加しています。これは新型コロナウイルス感染症による発熱や肺炎，呼吸困難などで増えたものと考えられます。

　また，救急車による搬送人員を年齢区分別にみると（表7-1），2021年は高齢者が339万9,800人（61.9％），成人が170万7,323人（31.1％），乳幼児が21万960人（3.8％）などとなっています。乳幼児（生後28日以上満7歳未満）の救急搬送の比率は3.8％ですから多くは感じませんが，前年（2020年）に比べると増

152

第 7 章　子どもの外傷を未然に防ぐ

表 7 - 1　年齢区分別の搬送人員対前年比

年齢区分	2021年中		2020年中		対前年比	
	搬送人員	構成比（％）	搬送人員	構成比（％）	増減数	増減率（％）
新生児	12,314	0.2	12,180	0.2	134	1.1
乳幼児	210,960	3.8	177,317	3.3	33,643	19.0
少　年	161,072	2.9	150,469	2.8	10,603	7.0
成　人	1,707,323	31.1	1,655,061	31.3	52,262	3.2
高齢者	3,399,800	61.9	3,298,803	62.3	100,997	3.1
合　計	5,491,469	100	5,293,830	100	197,639	3.7

注：割合の算出に当たっては，端数処理（四捨五入）のため，割合の合計は100％にならない場合がある。
出所：総務省消防庁「令和 3 年中の救急出動件数等（速報値）」救急企画室をもとに筆者作成。

加率が19.0％と飛びぬけて増えています。人数的には高齢者が一番多いですが，前年比の増加率は3.1％に過ぎません。乳幼児だけではなく，小学生から高校生（満 7 歳以上満18歳未満）までも救急搬送の前年比が大幅に上がっています。

　新型コロナウイルス感染症の影響で，多くの病院で外来診療を縮小したり，診療時間を短縮したりなどの対応を取りました。そのため，乳幼児や少年が病気やケガをしたときに病院を受診しにくくなったことが一つの要因だと考えられます。

　逆に，感染者が集まる可能性の高い病院に子どもをなるべく連れて行きたくなかったという保護者の抵抗感も強かったのかもしれません。いずれにしろ，病気の初期段階で受診できなかったために重症化し，ついには救急搬送されるケースが増えたのです。

　これに加え，子どもたちが病気やケガをする機会が増えたことも，要因の一つだと考えられます。

　コロナ禍にあって子どもが外出して遊ぶ機会が減ったことで，運動不足になったり，ストレスがたまったりするなど，子どもが健やかに成長するチャンスが激減したために，体が弱くなったのでしょう。

153

第Ⅲ部　コロナ禍を経験した子どもたちに今，伝えたいこと

2　乳幼児は思いがけない行動をしてケガをする

　子どもは，周りの大人の予想外の行動や反応をすることがあります。その結果として「不慮の事故」に巻き込まれることが少なくないようです。

　例えば，0歳児の事故に多いのは，「転倒・転落」「窒息」「やけど」「誤飲」などです。強い好奇心からの急な動きや，動きそのものの不安定さ，そして周囲の状況を理解できないことが原因で，こうした事故が起きています。

　0歳児の事故で最も多いのが転倒・転落です。まだ歩き始めで，体の構造的にも頭部が重くバランスがよくないため，0歳児は転倒しやすいことはいうまでもないでしょう。運動能力がまだ発達していないため，特につかまり立ちや歩き始める1歳頃になると，ベッドやソファー，階段から転落する危険性は高くなります。

　0歳児の事故で2番目に多いのが窒息です。乳幼児は好奇心から何でも口に入れてしまいますが，食べ物やおもちゃを誤って口に入れて，気道を塞いでしまうことから窒息してしまうことがあります。口や舌の筋肉が未発達でうまく飲み込めないこと，そして窒息状態に陥っても自分でどうにかできないことも大きな事故に繋がっています。まだ鼻や喉の筋肉が発達していないため，嘔吐物や鼻水が簡単に鼻や喉に詰まってしまうこともあります。

　0歳児の事故で3番目に多いのはやけどです。0歳児はまだ熱さや冷たさを感じることができないため，熱湯や熱いものに触れてやけどをすることがあるので注意が必要です。

　乳児の事故を防ぐためには，とにかく乳児の手の届くところに危険なものを置かないということに尽きます。おもちゃはもちろんですが，ぬいぐるみやタオルなども場合によっては命を脅かすものになるかもしれません。

　乳児がおもちゃで遊んでいるときは常に見守る必要があります。

3　歯みがき中に起きる痛ましい事故の例

　気を付けたい事故に，歯みがき中があります。食後に家族そろって楽しく歯みがきをするような，こんな風景が当たり前となっている家庭環境であったら，

子どもの歯の健康のためには申し分のないことでしょう。

　ご家庭がそうした雰囲気であれば，子どもに歯みがきを無理強いすることもなく，「自分もやってみたい！」と思ってくれるのではないでしょうか。最初のうちは，歯ブラシを口に持っていくだけの遊びのようなものかもしれませんが，まずは家族と一緒に楽しくできるのが一番です。

　気を付けていただきたいのは歯みがき中に起きる事故です。歯ブラシをくわえたまま転倒したり，ぶつかったりして，歯ブラシで喉を突いてしまう痛ましい事故が相次いでいます。

　特に幼児の歯みがき中の事故が非常に多くて，東京消防庁のデータを見ると，2018（平成30）年から2022（令和4）年までの5年間に，5歳以下の乳幼児が歯みがき中に歯ブラシで受傷した事故により，182人が救急搬送されています。中でも1歳が最も多く73人，次いで2歳が54人となっています。これは，東京消防庁管内だけの数字なので，全国的にはもっと多くの子どもが歯みがき中に事故に遭っています。歯みがき中に「歩いたり，走ったりして転倒」が75.8%で，最も多くを占めています。こうしたことから，他のことはせず歯みがきだけに専念するようにさせてください。

　歯ブラシをくわえたまま椅子やソファーから転落した例も多いので，床など安定したところに座らせるのが肝心です。その場合，兄弟などが周りを走ることがないようにすることも大切です。

　医療機関から消費者庁・国民生活センターに寄せられた，歯ブラシが喉に刺さる事故などの事例を2～3挙げますので，気を引き締めていただければと思います。

- 歩きながら歯みがきをしていた際に転び，歯ブラシで口の中を突いて出血した。上顎に深さ7mm程の傷ができた（2歳）。
- 子ども用の歯ブラシ（曲がらないタイプ）を使って自分で歯みがきをしていた。一歩踏み出した際に転倒して顔を床に打ち付け，口にくわえていた歯ブラシが上顎に突き刺さった。全身麻酔をして，気管挿管・人工呼吸管理

第Ⅲ部　コロナ禍を経験した子どもたちに今,伝えたいこと

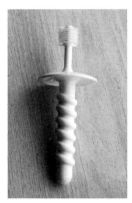

歯ブラシが奥に入らないように工夫されているので,万が一の時も安心

写真7-1　つばのついた子ども用歯ブラシ

写真提供：サンデンタル株式会社。

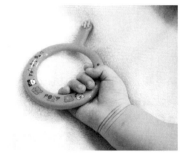
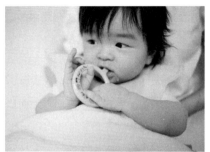

写真7-2　円形の子ども用歯ブラシ

写真提供：株式会社ファイン。

　下で歯ブラシを抜いた。抗菌薬治療を行い約1週間後に退院した（2歳）。
- 寝転んで歯みがきをしており,一緒にいた年上の子どもと接触した際,歯ブラシで喉の奥を突いた。血の混じった嘔吐が2回あったため救急搬送され,診察後帰宅した。その後も発熱が続くため受診したところ,CT検査で頸部に感染による膿がみつかり,転院して手術となった（2歳）。

　このような事故が皆さんのご家庭で起こらないよう,気を付けていただければと思います。
　歯ブラシは,喉突き防止カバーなどの安全対策を施した子ども用歯ブラシ

第7章　子どもの外傷を未然に防ぐ

（写真7-1）か，棒状の歯ブラシにこだわらず，握りやすい円形のもの（写真7-2）を選べば，転倒したときなども安心です。

　歯ブラシに限らず，箸やペン，ストローなど，細長い物であれば喉突き事故が発生する恐れがありますので，それらを持ったまま動くことはやめさせましょう。

　また，保護者が見ていないところで持ち出すことがないように，それらは子どもの手の届かないところで管理すべきです。

2．いざという時の対処法

1　子どもが転んでケガをしてしまったときの対処法

　子どもの転倒事故が多いのは，成長過程である体型が大きく関係しています。体全体の大きさに比べて頭部が大きいため，身長や手足が成長してくる小学校中学年までは，転ぶと頭部から地面に突っ込んでしまう事故が多いのです。そのため，顔面や歯，口などにケガを負ってしまう例が後を絶ちません。

　子どもが転んでケガをしてしまったときの対処法を紹介します。しっかり理解して，いざという時のためにすぐに対応できるようにしておきましょう。

①歯や口をけがした場合
- 出血がある場合は，清潔なタオルやガーゼで圧迫止血する
- ぶつけた場合，冷やす
- 歯が抜けてしまった場合は，歯を牛乳や生理食塩水に浸し，すぐに歯科医院に連れて行く。決して根は触らないこと
- 牛乳や生理食塩水が近くにない場合，唾液をビニール袋かラップにためて，取れてしまった歯を浸し，乾燥させない
- 歯がグラグラしている場合は，すぐに歯科医院で診察を受ける

157

第Ⅲ部　コロナ禍を経験した子どもたちに今，伝えたいこと

②ケガの状態がひどい場合

　以下の場合は，周りの人に応援を頼みすぐに救急車を呼ぶこと

- 歯だけでなく，強く頭をぶつけて呼びかけても反応ない（意識がない・呼吸していない）

- 記憶がなくなった

- 吐いた

- 出血がある（こすれたものでなく，ダラダラ出てくる場合）

2　外傷で歯が折れたり抜けたりしたときの対処法

　将来の健康のためにも，なるべく自分の歯は残したいものです。しかし，事故などで前歯を真ん中くらいで折ってしまうような事態も起きないとは限りません。

　もし，転倒や衝突などでの外傷により，歯が折れたり抜けたりしてしまったら，どのように対処すればよいのでしょうか。特に寒い時期，ポケットに両手を突っ込んで歩いていて，何かにつまずいて顔を地面に強打してしまい，歯が折れたり抜けたりする人が多くなります。もし歯が折れたり抜けたりしてしまったら，もうおしまいだと思っている人がほとんどではないでしょうか。でも，安心してください，歯はつけられます。

　歯科医院で一般的に考えられる処置の方法としては，神経を取った上で歯の根元まで削り，差し歯にしてしまうことです。

　しかし，たいていの場合，実は接着して治すことができます。特に子どもの場合は，歯肉との境の位置が成人になるまでに変わっていきますので，できるだけ差し歯にしないで，接着する方法で治療するのがいいでしょう。

　子どもが転んで顔面を地面に打ちつけ，前歯を折ってしまう事例はよくあります。そのようなときは，前述のように折れた歯を捨てずに歯科医院に持っていきましょう。歯科医院ではそれを元の部分に接着させ，多少欠けているところがあっても白い樹脂を詰めて調整し，きれいに治すことができるはずです（写真7-3）。

第 7 章　子どもの外傷を未然に防ぐ

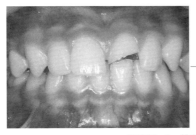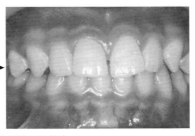

写真 7 - 3　接着して治した前歯

写真提供：筆者撮影。

　もしかしたら，歯が根元から抜けてしまうという事故も起こり得るでしょう。そんな場合でも，歯を元通りにつけられることがあります。

　数年前の話ですが，高校生が学校でケンカして，顔はボコボコ，前歯はすべて抜けかけ，口から血を出した状態で私の歯科医院に連れて来られたということがありました。抜けかけた歯を元の位置に戻して固定しようとしたのですが，一本，歯が足りません。連れて来た先生にお伝えすると，「ケンカしていた場所をもう一度調べてきます」と言って，学校に戻って行きました。

　一般的に，歯は抜けて 1 ～ 2 時間経ってしまうと，もうつくことはないといわれています。このとき，先生が抜けてしまった歯を校庭で見つけて戻って来たのは，事故後すでに 5 ～ 6 時間経ってからのことでした。さらに，持って来られた歯は乾燥して砂まみれになっていたのです。

　さすがに「これはダメかな」と思い，生徒さんにも「残念だけど，元に戻すのは難しいかもしれないよ」と説明した上で再植にトライしました。

　まずは 1 か月間固定して，根の治療も行いました。すると，なんとうまくいって，以前と変わらない状態に戻ったのです。こうした奇跡のようなことも起こることがあります。

3　折れたり抜けたりした歯の保存法

　子どもの頃に前歯をぶつけてしまい，陥入（歯肉の奥にめり込む）してしまう

159

第Ⅲ部　コロナ禍を経験した子どもたちに今，伝えたいこと

こともあります。その場合，放っておくと歯の根っこが吸収されて，その位置で固定されてしまい，その後の歯並びが乱れてしまいます。

歯科治療の教科書には書いてありませんが，矯正装置を作って，じわじわ，じわじわ引っ張り出していけば，治療できることもあります。

抜けた歯も，陥入も，すべてがうまくいくわけではないと思っていますが，外傷で今までうまくいかなかったことはありません。

以前，折れた歯を牛乳に浸して，持ってきた大学生の患者さんがいました。実は牛乳というのは，バイ菌が入っていない上に浸透圧が生体に近いものなので，こういう事態には役立つのです。

私が感心していたら，患者さんのお母さんが「インターネットですぐ調べて，牛乳に入れてきました」とおっしゃいました。今まで何百人と外傷の患者さんを診てきましたが，学校以外から来た患者さんで牛乳に歯を浸して持ってきたケースは初めてでした。

学校などでは保存液というのがあるので，それに漬けてくるのが一番いいですが，この患者さんについては，お母さんの機転に救われたといってもいいでしょう。

牛乳や保存液が無い場合は，塩水なら思いつく方もいるはずです。ただし，生理食塩水はまだしも，塩水にする時はあまり濃くないようにしてください。塩水だと，塩分の濃度によって性質がかなり変わってくるので，加減に気をつけましょう。

もしくは唾液がよいでしょう。実際，泥などがついている場合もありますので，根の部分は触らず，ビニール袋やラップに唾をためてそれにくるんで持ってきていただきたいのです。いざとなれば，口の中に入れてくるという方法もありますが，呑み込まないように注意が必要となります。

4　子どもたちを外傷から守るために

子どもは思いがけない突飛な行動や反応をすることがあり，不慮の事故をなくすことは難しいですが，学校などではできるだけ事故を減らせるようにアド

第7章　子どもの外傷を未然に防ぐ

バイスさせていただければと思います。

①事故を記録する

　学校などでは，平面図に事故のあった場所を記録し，毎年，季節によってどの場所で事故が起こるのか，統計を取ってみるといいでしょう。

　保健室では，常に記録できるものを作っておくと便利です。日本学校歯科医会の「歯・口の外傷マニュアル」の「歯・口の受傷状況チェックリスト」などを利用するのがいいでしょう（表7-2）。

②歯や口のある頭部を守る方法を知っておく

　事故を防ぐためにも，下記に示すように，歯や口のある頭部を守る方法を児童生徒自身が知っておくことが何よりも大切です。

- 歩くときなど何かしているときに別のことをしない（特に低学年）
- 通路の曲がり角では，出会い頭にぶつかることが多いことを知る
- 学校のどこで事故が起きているか調べる（滑りやすいところ，見通しの悪いところ）
- 学区内の危険な場所を調べる（工事現場，廃墟，建築中・改築中）
- マウスガード使用可能な激しいスポーツをするときはマウスガードをはめる
- 普段から手が自由になるように，寒いときでも手はポケットに入れないようにする
- 転んだときにすぐに手を出せるように受け身を経験しておく

　以上のことを守りながら，学校生活を送ってほしいと願います。

　スポーツ振興センターの資料など見ますと不幸にも学校で亡くなる児童生徒が毎年おられます。どうしても助けられないケースもありますが，最善の対策を備えておきたいものです。また，コロナ禍で各学校にパルスオキシメーターが置かれるようになっているようですので，スポーツ用に酸素缶をいくつか置いておけば何かの時役に立つことがあるかもしれないと思っております。

第Ⅲ部　コロナ禍を経験した子どもたちに今，伝えたいこと

表7-2　歯・口の受傷状況チェックリスト

学校名	年　　組	記入者	
氏　名		年　齢	（男・女）
住　所		ＴＥＬ	

いつ？	年　　　月　　　日　　午前・午後　　　時　　　分
どこで？	教室内・階段・廊下・トイレ・校庭・動物小屋・体育館・プール・郊外・ その他（　　　　　　　　　　　　　　　　　　　　　　　　　　　）
何をしているとき？	登下校中・休み時間・授業中・体育授業中・クラブ／部活動中・給食時・ 郊外活動・その他（　　　　　　　　　　　　　　　　　　　　　　　）
何と？ 誰と？	対人・対物　　　　　　具体的に（　　　　　　　　　　　　　　　）
どうして？	転倒・衝突・転落・けんか　具体的に（　　　　　　　　　　　　　）
意識は？	あった・なかった（短時間・長時間）
痛みは？	なし・あり（弱・中・強）
口は？	開かない・閉まらない
出血は？	あり・なし

処置（対応）した内容

緊急の場合，対応できる医療機関を記入してご利用ください		
医療機関名	ＴＥＬ	診療日・診療時間

出所：筆者作成。

第7章　子どもの外傷を未然に防ぐ

＊＊コラム⑦＊＊

歯科を取り巻く環境の変化

　「日本では歯科医院はコンビニより多い」

　時折，マスコミなどがこういったフレーズを使っているのを皆さんも聞いたことがあるかと思います。歯科医院の数が約6万8,000軒，コンビニが約5万6,000軒ですから，数だけを比較すると確かにその通りです。以前より歯科医院はニーズがあって多いのに，中には歯科医院がコンビニを追い抜いたような事実とは異なることを言う人までいます。実際はコンビニの数が急激に増えているだけなのにです。厚生労働省によると，2020年の歯科医師数は約10.7万人で，人口10万人当たりの歯科医師数は約85.2人となっています。世界的にみても OECD 加盟38か国の中では19番目にあり決して歯科医師が多い国とは言えません。ただ，昭和の時代に異常に多かったむし歯の数を歯科医療に携わる方々の努力で劇的に減らすことに成功したことが，皮肉にもまるで歯科医師が余っているというイメージを作ってしまったようです。むし歯が減ったことで歯科医院を訪れる患者さんが減り，患者さんであふれかえっていた待合室は閑古鳥が鳴くようなところも出てきており，歯科医師の数が増えすぎたように感じられたということが本当のところです。しかし，今，日本は歯科医師の数が急激に不足しはじめようとしているのです。

　その背景には何があるのか，ここで歯科を取り巻く環境の変化をみてみましょう。

　戦後，日本の状況は大きく変わり配給などに頼っていた食糧事情も徐々に改善され，それと同時に砂糖の消費も増加していきました。元々日本は諸外国と比べ砂糖の消費は大きくなかったのですが，今のように口腔衛生用品が十分でなかった当時はもとより，歯みがきの習慣などほとんどありませんでした。当然，昭和40年代になるとむし歯の子どもが増え，歯科医院の少なかった日本では，朝7時前から患者さんが並ぶという事態が起きたのです。とても今では考えられないでしょうが，待合室に入っても1時間とか待つのは普通でした。

　そこで，国は歯科大学の新設を積極的に進めただけではなく，保険点数も高く設定していたため，「歯科医師ブーム」が起きたのです。私が歯科大学に入った昭和50年前半までは，予備校や学校の先生によっては「これからは医科大学より歯科大学がいいだろう」とおっしゃる方も少なくなかったのです。受験生としては保険点数のことはよく分かっていませんでしたが，それよりは世の中で困っている患者さんのためにという純粋な気持ちを持って志望した人がほとんどで，私なども自分の器用さを生かせる魅力ある職業として目指しました。当時，受験された多くの方は同じような考えで志望された人が多かったように思います。実際，私の行った予備校でも私立理系の上位3名は歯科大学に入学しました。歯科医師の数が少な過ぎたことも相乗効果となり，日本での歯科の絶頂期，まさに「歯科医師の黄金時代」

163

第Ⅲ部　コロナ禍を経験した子どもたちに今，伝えたいこと

だったといえます。そんな状況下でしたので，医学部と歯学部のある大学の入試で
は最高点が歯学部の受験生だったということもありました。ですから，医学部と歯
学部と共通の診療科目である麻酔科などでは，歯科医師が医師に教えることは珍し
くなかったのです。歯科医師を早く医療現場に送らなければいけなかった当時，6
年間で診療所で行なわれている基本的な診療ができるようにするため，学生に課さ
れたカリキュラム数は今とは違い大変多くなりました。当時の歯科大学は大学の中
でカリキュラム数は1番多く，実習が終わると最終電車で帰らないといけないよう
な事もあり，学生も教える側もとても大変な時代でした。

　しかし，現在，歯科医師の数は日に日に減っています。歯科医師の黄金時代は昭
和60年頃にピークを迎え，そこからは人気凋落の一途をたどっています。

　具体的な要因としては，保険点数が下げられ，治療対象となる領域について歯科
医師の領域が狭められたことや，約束されていた所得税の軽減が国に反故にされた
こと，そして私立歯科大学の学費が異常に高騰したことなどが原因として考えられ
ます。

　まず，治療対象となる領域についてですが，当時，口腔外科などではガンの手術
が頻繁に行われるようになり，ガンが摘出された後の顔の再建では入れ歯作りの技
術が生かされるようになっていました。歯科の技術は，現在もこの分野では欠かす
ことのできない存在となっています。そうしたこともあって，歯科医師としては，
治療対象は歯科領域に限定されるものとは考えず，顔面から頸部までの領域へと拡
大しました。医科との間で軋轢が生まれ，現在では，歯科医師は舌や歯肉に限局し
た部分に領域を狭められてしまっています。

　そして，歯科医師，医師の所得税については，戦後，社会保険制度を作るにあ
たって，治療費を保険でまかなうためには多くの財源が必要となりますが，国は保
険で負担するべき金額を十分に出すことができなかったため，本来，歯科医師や医
師が受け取る報酬は低く抑えられていました。そこでまかないきれなかった不足分
を歯科医師や医師の所得税を軽減することで，その差額分を補うという特別措置法
という法律が制定されたのです。しかし，残念なことに，後に「減税」というとこ
ろだけがマスコミで取り上げられ，「不公平な税制だ」と反発を招き，結局，減税
は縮小されて，約束は守られませんでした。本来は，優秀な人材の確保や医療の質
の向上に使われていた税制であっただけに，「医師優遇税制」とマスコミでたたか
れたことは残念としか言いようがありません。

　また，私立の歯学部の年間の学費についてですが，昭和50年代初めは年間35万円
くらいだったのが，その10倍から学校によっては20倍まで膨れ上がり，バブルの崩
壊と共に歯科医師の人気はみるみる低下していったのです。さらにこの10数年，国
家資格であるはずの歯科医師試験が他の医師や薬剤師とは違い，上位2,000人程で

164

第7章　子どもの外傷を未然に防ぐ

切り捨てられており，6割を取っても合格できない状態にされています。これは当初，我々の業界でも支持されていました。しかし，「はじめに」でもお伝えしたように歯科医師の一番多い年齢層が高齢化し，リタイアし始めていることで，経験のある歯科医師の数が急激に減少している現在，「早く元に戻さないととんでもないことになる」と私もことある毎に声を大にして言っております。恐らく近い将来元のように戻り，改善されてくると期待していますが，技術職である歯科医師を育てるのには時間がかかるため，今後，歯科医師の足りない状態が続くことになるのでしょう。

　不安をあおるようなことばかり書いてしまいましたが，我々の職業は所得の多くが保険収入で，これは確実に入ってくるため，通常食いっぱぐれるようなことはありません。ほとんどの方は開業されますが，軌道に乗れば大きな所得を得る歯科医師もたくさんおりますし，大学の学費はどこの大学も見直されだいぶ値下げされています。また，現在多くの歯科医院にはCTスキャナーが導入されており，病状の把握から治療の計画を自身で設計し，最終の完成品である被せものや入れ歯，インプラント，矯正治療に至るまで一人で完結することができます。このように，個人の能力をいかんに発揮することのできる職業ですので，興味のある方はぜひチャレンジして頂きたいのです。そして，なんと言っても患者さんの喜ぶ姿が見られることが大きなやりがいとなることでしょう。

●●● お わ り に ●●●
──これからを生きる子どもたちのために──

　人の親であれば，誰しも子どもの幸せを願っていることでしょう。

　では，その幸せとはどのようなものでしょうか？　高学歴？　お金？　それ
とも名声や社会的地位でしょうか。

　新型コロナウイルス感染症のパンデミックも終焉を迎え，大変な思いをされ
た方も多いと思いますが，「健康でいられること」のありがたさが再確認でき
ている今日この頃だと思います。

　平和で社会保険制度もしっかりしている日本に住んでいると，私たちはもち
ろん，子どもたちにしても「健康でいられること」が当たり前のように感じて
いたかもしれません。

　学生時代にどんなに勉強ができても，健康でなければ将来の夢をかなえるこ
とはできないことはいうまでもないでしょう。

　私自身，学生時代は優秀でも何でもありませんでしたが，今こうして活躍で
きている理由の一つは「元気」だからです。現在はともかく，子どもの頃は大
きな病気もせずに健康でいられたことが大きいと思います。

　夢をかなえるためには「健康」であることが前提条件になると私は考えます。
サッカー選手になるのも芸能人になるのも，パン屋さんになるのも医師になる
のも，健康でなくてはいけません。

　そして，人間の健康を支えているその大事な一つが，ほかならぬ「歯」です。
子どもたちが将来の夢をかなえるためにも，私は子どもたちには歯を大切にし
てもらいたいと願っています。

　数年前，全国放送の朝のワイドショーで私の活動を取り上げていただいたと
き，出演者の方々がいろいろ歯についてお話をされていました。その中で，ア
ナウンサーの方が「私，むし歯が1本もないんです」と自慢げに話すと，コメ

167

ンテイターの方も「僕もありませんよ」と言うではありませんか。

　出演者4人のうち，2人の方にむし歯がないというのです。テレビ業界ですから，歯のことを気にされる方も多いのですが，これにはびっくりしました。

　この方々が子どもの頃に，保護者の方に，きっと「将来のためには歯は絶対に大切だ」という意識があったのでしょう。テレビに映っていた方々は，小さい頃からの歯みがきの積み重ねで健康を手にし，夢をかなえた方々だったのです。

　その昔，日本にアイビーファッションを紹介したファッション業界の創業者が新聞記事の中で，あるアメリカ人の父親は子どもの矯正治療費の50万円の為に転職して費用をつくるという話を紹介していたことがありました。その後，アメリカ大統領に歯並びの悪い人はいないとも聞かされ，さすがアメリカと思っていました。しかし，近年，日本の子どもたちの矯正治療を受ける割合が高くなっており，日本でもやっと歯を大切にする意識が浸透する時代が来たかと私は思っています。

　そんな健康を支える大事な歯にダメージを与え，ヘタをすると一生使い物にならなくする恐れがあるのが「むし歯」です。

　私が生まれ育った昭和30年代は，むし歯のない子どものほうが珍しかったくらいです。そして，昭和40，50年代は，「子どもの口の中はむし歯の洪水」と言われる状況下にあり，ピークには1人当りに5.61本のむし歯がありました。今では信じられない本数ですが，歯を含めた「健康」に対する関心の低さ，歯みがきに対する意識の低さに加え，砂糖のたっぷり入ったお菓子の普及がむし歯の増加に拍車を掛けました。

　しかし，歯に対する意識の変化で歯みがき習慣が定着し，予防策も浸透してきたことで，子どものむし歯の数は激減しています。

　文部科学省の調べによると，12歳児の1人平均のむし歯の本数は，1989（平成元）年の4.30本から，2022（令和4）年にはとうとう0.56本と，ほぼ8分の1になりました。しかも，1984（昭和59）年度の調査開始以降，過去最低となっています。かつては9割を超える子どもが苦しんでいたむし歯は3割台に

なっています。

　子どもたちにとって義務教育——小学校，中学校に関しては，生きていく基礎となる部分を学ぶところです。学力だけではなく，道徳を学んだり，友達を作ったりして，社会性を学んでいくところだと思います。

　特に小学校だと，登校に慣れるまでは学校に親と一緒に来たりする子どももいますが，徐々に子どもたちは自律して，学校に持っていくノートや筆記道具などの持ち物も自分で用意したり，自分だけでいろいろとやっていけるようになったりしていきます。その中で，規則正しい生活が送れる子というのは，やはりいろいろなこともできていくようです。

　例えば，規則正しく「歯みがきをする」という習慣を身につけていくと，最終的には親に言われなくても自分できちっと歯みがきをするようになり，そのおかげで歯や歯肉を健康な状態で保つことができます。歯みがきという習慣だけでも，小学校を卒業する時には，こうした健康管理が自分でできるようになるのです。

　私は，「健康は自分で守らなければいけない」という自律心を身につけて，小学校を卒業してもらいたいと望んでいます。

　そうすると，例えば風邪が流行り始めた時に，「うがいをしろ，手を洗え」と人に言われなくても，自分で考えられるようになって，実行するようになるのではないでしょうか。

　自分の体は自分で守るということは，生きていくうえで大切なことです。未知の感染症などにもさらされる現代だからこそ，子どもたちが小学校を卒業するときにそういう姿勢が身についていれば理想的だと私は考えています。

　これまでの多くの歯科医師の努力により，むし歯が減り，80歳で20本歯を残す「8020運動」も成功しましたが，一方で，逆に歯科にはなかなか国からお金が出ない状態が続き，残念なことに教育機関である大学病院はどこも困っている状態にあります。

　私は10年くらい前から「今後，歯科医師の急激な減少が起きる」と警鐘を鳴らしてきましたが，もう現実の問題になってきています。

このままでは，昔のように朝早く患者さんが歯科医師の前に並ぶような時代になってしまいます。そして，子どもたちがむし歯だらけという時代に逆行しないように，願うばかりです。子どもたちの輝く未来を守るためにも，歯科医院は減らしてはいけません。

　アイドルやタレント，ダンサー，アナウンサーなど，人前に出る職業に憧れる子どもたちも多いですが，いま第一線で活躍しているそうした人たちは皆，歯がきれいです。

　ずいぶん昔のことですが，「芸能人は歯が命」という歯磨剤のテレビCMもあったくらいで，前歯が欠けていたり，歯並びがデコボコだったりする人がそうした華やかな場でスポットライトを浴びる姿はほとんど見ることはないはずです。

　もちろん，容姿がすべてではありませんが，子どもたちに将来を自由に選択させたいのであれば，きちんとかめるかみ合わせをつくることが全身の健康に繋がるように，歯を健康に保つというのは前提条件となることが多いのではないでしょうか。

　逆に，子ども時代に歯を悪くしたせいで，やりたいことをあきらめなければならないような子どもを1人も出したくないというのが，私の想いです。将来，夢をかなえ社会で活躍できるために，子どもたちの健康面をサポートするのが，私たちの役目だと肝に銘じています。私は，それに生きがいを見出していますし，子どもたちには将来活躍してもらいたい，夢を実現してもらいたいと本当に願っています。

　そのために，私がこれまで身につけてきた技術と知識で，子どもたちの健康の向上に対して寄与できるのだったら，これほどうれしいことはありません。

　これまで私を導いていただきました先生方，学校関係者に心より御礼申し上げますとともに，出版にあたり支援いただきました皆様に重ねて感謝申し上げます。

　本書では，「子どもにeみがき方」をはじめ，みがき方のイラストや私の似顔絵をイラストレーターのヤマハチさんが描いてくださり，編集をミネルヴァ

おわりに

書房の長田亜里沙さんが担当しました。一同，子どもの歯と口の健康を願って制作しました。

　子どもたちの未来，笑顔を守るために，私はまだまだ努力を続けていきます。

　歯みがきの習慣が定着して，むし歯が激減した日本ですけれど，まだ完全にはむし歯から解放されていないところがあります。本書が多くの方の目に触れて，この情報が広く伝わることを願っています。

　2024年10月

江口康久万

索　引

（＊は人名）

数字・英文

8020　33
6歳むし歯　20, 30
9歳の壁　59
10歳の壁　59
CO（要観察歯）　3
DMF歯数　23
IgA　138
NK（ナチュラルキラー）細胞　133

あ　行

足は第二の心臓　78
アデノイド顔貌　112
う蝕誘発指数（CPI）　12
江戸患い　45
嚥下　106
オーラルフレイル　118
お口ぽかん　110, 111
大人みがき　54

か　行

＊カール5世　120, 121
開咬　109
海綿骨　28
脚気　45
学校現場でみた歯みがきとインフルエンザの関係　146
＊カルロス2世　123
緩衝能　7
陥入　159
吸啜反射　106
頬側面溝　21, 28, 29
原始反射　106
交感神経　136
口腔　102
口腔機能発達不全症　104
口呼吸　111, 112
口唇閉鎖不全症　110

骨年齢　60
子どもにeみがき方　69
子どもみがき　54

さ　行

歯牙酸蝕症　82
歯周病　87
舌の突出癖　108
失活歯　35
＊ジャン＝ジャック・ルソー　49
障害者基本法　133
自律神経　136
人権の世紀　132
睡眠時無呼吸症候群　93
スキャモンの発育曲線　56
ステファン・カーブ　7
生活歯　35
正中過剰歯　116
潜在脱灰能　12
全日本学校歯科保健優良校奨励賞　135

た・な行

第二の脳　64
唾液　113
脱灰　3
腸内環境　137
低位舌　109
低ホスファターゼ症（HPP）　98
糖尿病患者　92
＊徳川家茂　44, 45
＊永倉新八　44

は　行

把握反射　106
肺炎　92
ハイドロキシアパタイト　4
歯みがき中の事故　155
反対咬合　58
皮質骨　28

非対称性緊張性頚反射　64
日和見感染　144
＊フェリペ2世　121
＊フェルディナント1世　121
副交感神経　136
フッ素　73
不溶性グルカン（粘質多糖類）　11
プラーク（歯垢）　3
フルオロアパタイト　5
ペンフィールドのホムンクルス　62
萌出　5
頬づえ　115
保隙装置　17
歩行反射　106
保存液　160
ポッピング　109
ポビドンヨード　140

ま　行

マウスガード　149
＊マリー・アントワネット　123
ミュータンス菌　3
目と手の協応　64
免疫細胞　137
モロー反射　106
文部科学大臣賞　135

や・ら・わ行

指しゃぶり　117
幼児性嚥下癖　108
予防拡大　38
臨界 pH　7
＊ルドルフ1世　120
ワンタフト歯ブラシ　71

《著者紹介》

江口康久万（えぐち　やすくま）

　1959年生まれ。1986年，鶴見大学歯学部卒業，東京医科歯科大学歯科矯正学第２講座入局。1988年，医療法人社団恒久会江口歯科医院開業，日本矯正歯科学会認定医。2003年，厚生労働大臣感謝状。2005年，横浜市教育委員会表彰。2014年，鶴見大学歯学部博士（歯学）取得，神奈川県教育委員会表彰。2015年，横浜市教育委員会表彰。2018年，旭区誕生50周年記念特別功労者表彰。2021年，文部科学大臣表彰など。

　日本学校歯科医会常務理事，日本スポーツ歯科医学会理事，東京医科歯科大学顎顔面矯正学同門会副会長を経て，現在，医療法人社団恒久会江口歯科医院理事長，横浜市旭区歯科医師会会長，鶴見大学歯学部非常勤講師，一般社団法人横浜市歯科医師会理事，公益社団法人神奈川県歯科医師会代議員，公益社団法人日本歯科医師会代議員。

　主著は，『合理的配慮に基づく歯・口の健康づくり――特別支援を要するすべての子どもたちへ』（分担執筆，日本学校歯科医会，2014年），『６歳むし歯12歳むし歯から子どもたちをまもれ 将来のために』（扶桑社，2016年），『学校給食に学校歯科医はどうかかわるか』（分担執筆，日本学校歯科医会，2017年），『健康のすべては歯と口から始まる』（扶桑社，2020年）。「命をかけた誓い」『証言2022』（分担執筆，長崎の証言の会，2022年）。

指導校を日本一に導いた歯科医師に学ぶ
子どもの歯と口の健康法

2025年３月31日　初版第１刷発行　　　　　　　〈検印省略〉

定価はカバーに
表示しています

著　者	江　口　康久万	
発行者	杉　田　啓　三	
印刷者	坂　本　喜　杏	

発行所　株式会社　ミネルヴァ書房

607-8494　京都市山科区日ノ岡堤谷町１
電話代表 075-581-5191
振替口座 01020-0-8076

©江口，2025　　冨山房インターナショナル・吉田三誠堂製本

ISBN 978-4-623-09833-0

Printed in Japan

子どもの健全な成長のための外あそび推進ガイド A 5 判・236頁
前橋明 編著 本体2,400円

写真と図から学ぶ 赤ちゃんの姿勢運動発達 B 5 判・252頁
家森百合子 編著 本体2,800円
吉田菜穂子・草下香・廣田陽代・岩見美香・柴田実千代 著

写真で描く乳児保育の実践──子どもの世界を見つめて A 5 判・232頁
伊藤美保子・西隆太朗 著 本体2,400円

子どもとめぐることばの世界 四六判・224頁
萩原広道 著 本体1,800円

感じてひらく 子どもの「かがく」 B 5 判・144頁
溝邊和成 編著 岩本哲也・坂田紘子・流田絵美・平川晃基 著 本体2,400円

絵本力──SNS 時代の子育てと保育 四六判・272頁
浅木尚実 著 本体2,200円

──────────── ミネルヴァ書房 ────────────

https://www.minervashobo.co.jp/